健康信息学概论

李世娟　编著

朝華出版社
BLOSSOM PRESS

图书在版编目（CIP）数据

健康信息学概论 / 李世娟编著 . -- 北京 : 朝华出
版社 , 2023.1（2023.10重印）
ISBN 978-7-5054-4621-2

Ⅰ . ①健… Ⅱ . ①李… Ⅲ . ①健康状况—医学信息学
—高等学校—教材 Ⅳ . ① R194.3

中国版本图书馆 CIP 数据核字（2021）第 085887 号

健康信息学概论

李世娟　编著

责任编辑　刘小磊
责任印制　陆竞赢　崔　航
装帧设计　杜　帅

出版发行　朝华出版社
社　　址　北京市西城区百万庄大街 24 号　　　**邮政编码**　100037
出版合作　（010）68995532
订购电话　（010）68996050　68996522
传　　真　（010）88415258（发行部）
联系版权　zhbq@cipg.org.cn
网　　址　http://zhcb.cipg.org.cn
印　　刷　小森印刷（北京）有限公司
经　　销　全国新华书店
开　　本　787mm×1092mm　1/16　　　　　**字　　数**　260 千字
印　　张　14
版　　次　2023 年 1 月第 1 版　　2023 年 10 月第 3 次印刷
装　　别　平
书　　号　ISBN 978-7-5054-4621-2
定　　价　68.00 元

序

李世娟在北京大学硕士毕业后赴英国留学，师从斯蒂芬·凯（Stephen Kay）教授，并取得健康信息学博士学位。她的博士论文基于三维技术的慢性疾病强直性脊柱关节炎评估反馈系统（*A 3-Dimensional Assessment and Feedback System for Ankylosing Spondylitis*），提出了一个基于 3D 可视化技术的面向慢性病（强制性脊柱关节炎）患者的自我信息记录、管理、分析和评估原型，该原型受到来自英国西北康复师联盟（UK Northwest Therapists Network）的十几位专业康复指导医务人员的好评，他们认为该原型拓展了辅助患者记录健康信息的手段和方法（通过 VR 技术），创新性地提出通过三维录像评估病人的信息的原型，有利于鼓励患者积极地参与到健康自我管理中来。

李世娟博士来北京大学信息管理系任教后，于 2014 年开设了"健康信息学概论"课程，主要围绕新兴信息技术的应用及影响、对弱势群体的关注、重大突发公共卫生事件中信息行为改变等，取得了较好的教学效果。健康信息学是一个新兴的研究领域，关注公众的健康信息素养、健康信息行为、健康信息分析等。本书重点讨论健康信息学的起源与发展、理论与实践、资源与利用、伦理与法规，从信息学角度总结健康信息学与图书馆学结合的相关知识，述评健康信息学中的理论方法与实践，为信息管理、图书馆学、健康信息学、医学信息学以及其他学科对此领域感兴趣的同行提供参考。

是为序。

王余光

2021 年 5 月

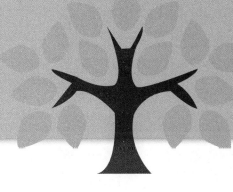

目录
CONTENTS

第三部分 资源与应用

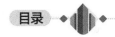

第四部分　隐私、伦理与政策、法规

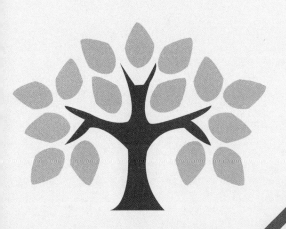

第一部分

起源与发展

第一章 健康信息学的起源

第一节 健康信息学的内涵

一、背景

随着信息技术和通信技术的发展和广泛应用，健康医学知识和大众健康信息的数量在不断增长。这些数据和信息需要有效的管理和利用，这对健康医疗工作者和公众都提出了更高的要求，逐渐产生了面向不同对象与群体的信息系统与工具。"健康信息学"（Health Informatics, HI）这一概念也应运而生, 1974 年，"健康信息学"在《国际信息处理联合会信息学专著系列》第一卷《健康人员的信息学教育》中正式提出。[①]

健康信息学产生的背景：健康医学知识和大众健康信息的指数级增长，使管理数据、提取信息并转化为知识变得十分重要；医疗水平的提高和健康服务的专业化都需要更好地共享和协调病人和大众的健康信息；信息技术的发展为健康医疗提供了更多可用的工具，方便收集、存储、传输、分析、使用数据。

二、广义理解

健康信息学（Health Informatics，HI）一般理解为："健康信息学是以改善人类健康为动力，对医学和健康保健领域的数据、信息、知识进行系统处理以进行科学

---

① COLLEN M F. Origins of medical informatics [J]. Western Journal of Medicine, 1986, 145 (6)：779.

研究、解决问题、支持决策的一门科学。"①研究范围从分子水平延伸到人群水平，从生物学延伸到社会系统，连接了基础和临床的研究与实践。

三、狭义理解

从狭义理解出发，HI 是以个人和特定人群为研究和服务对象，主要包括临床信息学和公共健康信息学。HI 的广义理解和狭义理解之间存在密切关系，狭义理解是广义理解属于个人和人群水平的分支应用领域，狭义理解下的 HI 和广义理解下的 HI 在教育和实践中形成了连接基础研究和应用研究的"反馈循环"。

四、概念定义

HI 是处理健康信息、数据和知识的科学领域——实现它们的存储、检索，以及对问题解决和决策的最佳使用，包括医学、牙科、护理、公共卫生、药学、医学影像和兽医信息学等应用领域。

美国国家医学图书馆（National Library of Medicine，NLM）对 HI 做出的理解是：基于医疗服务提供管理和规划的创新过程，研究信息技术在其中的设计、开发、采纳、应用的跨学科研究②。

英国健康信息专业委员会（The UK Council for Health Informatics Professions，UKCHIP）对 HI 的定义③：研究健康相关信息的采集、管理，使用相关的知识、技能和工具的一门学科。如图 1-1 所示，HI 属于健康医疗、信息科学和计算机科学的交叉部分，与三者都有密切关系。

---

① KULIKOWSKI CASIMIR A, SHORTLIFFE EDWARD H, CURRIE LEANNE M, ELKIN PETER L, HUNTER LAWRENCE E, JOHNSON TODD R, KALET IRA J, LENERT LESLIE A, MUSEN MARK A, OZBOLT JUDY G, SMITH JACK W & WILLIAMSON JEFFREY J. AMIA Board white paper: definition of biomedical informatics and specification of core competencies for graduate education in the discipline[J]. Journal of the American Medical Informatics Association, 2012, 19 (6): 931–938.
② National Institutes of Health[EB/OL].[2020-11-21].https: //www.nlm.nih.gov.
③ The UK Council for Health Informatics Professions[EB/OL].[2020-11-21].http: //www.ukchip.org.

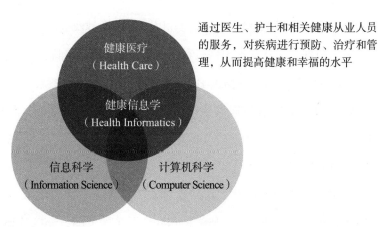

通过医生、护士和相关健康从业人员的服务，对疾病进行预防、治疗和管理，从而提高健康和幸福的水平

信息的收集、分类、处理、储存、检索和传播；知识的应用和使用；人与机构、信息系统的相互作用

信息和计算的理论基础，以及在计算机系统中的实现和应用

图 1-1 UKCHIP 健康信息学概念模型

健康信息学呈现出与其他学科交叉融合的特性。除了计算机科学（软件和硬件）外，认知科学和决策支持、管理学、临床科学、基础医学、流行病学和统计学、生物学、生物工程学都与健康信息学密切相关。

第二节 健康信息学、医学信息学与生物医学信息学的关系

要进一步了解健康信息学的内涵，就需要辨析它与另外两个概念：生物医学信息学（Biomedical Informatics，BMI）和医学信息学（Medical Informatics，MI）。本节对这两个概念做了简单介绍并且阐释这三个概念之间的关系。

一、生物医学信息学

早期对于相关研究常用的术语是医学信息学，而从 MI 到 BMI 的转变是随着20 世纪 90 年代的人类基因组计划等生物学领域的数据分析活动日渐频繁而逐渐开始的。2012 年，美国医学信息学协会（American Medical Information Association, AMIA）将医学信息学看作临床信息学研究和实践的组成部分，主要关注疾病和医

护人员，将生物医学信息学定义为"以改善人类健康为动力，研究和追求有效利用生物医学数据、信息和知识进行科学探索、解决问题和制定决策的跨学科领域"。

AMIA发布了关于生物医学信息学的定义以及学科核心竞争力的白皮书文件[①]，该文件将BMI视为在健康和生物医学得到广泛应用的领域，凸显其基础科学作用和广泛的应用范围，对于BMI的定义并不简单地解释为将信息技术应用于生物医学和健康问题。

在学科的深度和广度上，BMI调查、推理、建模、模拟、实验和转化的对象包括从分子到个体到人群、从生物到社会系统的范围，连接基础和临床研究与实践以及医疗企业，范围包含了医学信息学，而医学信息学原来用于指临床信息学研究和实践中关注疾病、主要涉及医生角色部分，包括生物学、生物医学、翻译和临床研究、医疗保健、人口健康的概念和问题等。在理论方法上，BMI开发、研究和应用理论方法及过程来生成、存储、检索、使用、管理和共享生物医学数据、信息和知识。在技术途径上，BMI建立在计算机、通信和信息科技的基础上，强调其在生物医学领域的应用。在人类和社会情境方面，BMI强调人是生物医学信息的最终使用者，利用社会行为科学为设计和评估技术方案、政策以及经济、伦理、社会、教育和组织系统的变化提供依据。

如上所述，BMI不能简单解释为将IT应用于健康和生物医学问题，它与物理、工程、临床化学中使用的信息相比是具有不同之处的。传统数理方法和计算机科学难以对人类的认识、自我意识以及行为进行编码和处理，但生物医学的临床实践和研究都要求对人类复杂行为的分析，有三个因素将会对计算机与生物医学深度融合产生重要影响，分别是计算机硬件和软件新发展，接受过临床医学和生物医学信息学训练的专业人员增加，以及为控制医疗支出增长而对卫生保健筹资方式进行调整。强调计算机在生物医学领域的应用将有利于减轻信息处理负担，优化健康医疗提供方式[②]。

---

① Kulikowski Casimir A, Shortliffe Edward H, Currie Leanne M, et al. AMIA Board white paper: definition of biomedical informatics and specification of core competencies for graduate education in the discipline [J]. Journal of the American Medical Informatics Association, 2012, 19 (6): 931-938.

② EDWARD H SHORTLIFFE, JAMES J CIMINO.Biomedical Informatics: Computer Applications in Health Care and Biomedicine[M].3rd ed.Berlin: Springer, 2012.

二、医学信息学

2010 年莱因霍尔德·豪斯（Reinhold Haux）将医学信息学定义为致力于医学和健康保健领域的数据、信息和知识的系统性处理的一门学科。他认为随着基础科学和健康实践的不断变革，健康医疗不断变化，医学信息学作为一门学科会受到这些变化的影响，成为这些变化的关键、积极的贡献者 [1]。

医学信息学主要是促进科学进步和高质量、高效率的健康医疗。医学信息学的研究主要集中在三个领域：健康信息系统的组织、应用和评价；医学知识表示和陈述；信号和数据分析。这些研究可以划分为三个应用领域：有助于个人获得良好的药物和健康、有助于良好的医疗和卫生知识、有助于组织良好的卫生保健。而未来能继续促进医学信息学发展的主要驱动力则有以下几个：信息处理方法和信息通信技术方面的进展、医疗和健康护理方面的进展以及社会需求和期待的变化。

而相对于生物医学信息学而言，医学信息学的范畴是有局限的，AMIA 认为它仅指临床信息学研究和实践的组成部分，这个术语只是作为临床信息学的一个分支，重点在于疾病诊断，相关领域有护理信息学和牙科信息学，并且指出它过于聚焦在医生这个群体，而忽视了其他与该领域相关的健康和生命科学等方面的专业人员。

三、三者关系

在 AMIA 的白皮书中明确区分了 BMI、MI 和 HI，它将 BMI 作为 HI 的上位概念，BMI 是核心基础研究，为子专业领域提供方法、技术、过程和理论。HI 是其应用研究和实践的主要领域之一，为 BMI 提供研究动机和实践目标。

图 1-2 解释了 BMI 基础研究和应用研究与实践的主要领域之间的关系，健康信息学被定义为涵括临床信息学和公共健康信息学的学科，面向个人和特定人群；其概念区别于生物信息学和结构（或成像）信息学，这两个学科解决分子、细胞和器官系统水平上的问题，在分子细胞水平上称为生物信息学，在组织器官水平上使

[1] REINHOLD HAUX. Medical informatics: Past, present, future[J].International Journal Of Medical Informatics, 2010, 79（9）: 599-610.

用更多的是成像信息学。还有转化生物学（Translational Bioinformatics，TBI）和临床研究信息学（Clinical Research Informatics，CRI），临床研究信息学致力于支持临床试验和人口研究的数据和信息管理与分析；转化生物信息学则连接了生物信息学、成像信息学和临床信息学。

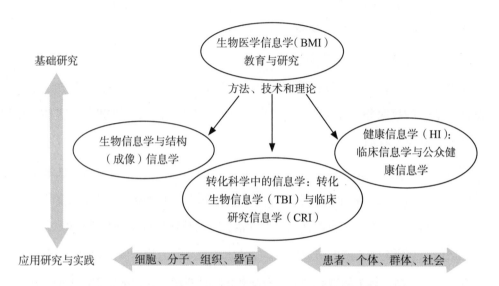

图 1-2　BMI 基础研究与应用实践领域关系图（翻译自 AMIA 白皮书）[1]

从 20 世纪 90 年代以来，随着生物学在医疗研究领域作用的提升，"生物医学信息学"的概念在学界被广泛接受，逐渐有取代"医学信息学"之势，许多学术项目的名称也据此改变。一些学者对医学信息学这一术语采用了较新的、较狭义的观点，仅将其用于指代"临床信息学研究和实践中关注疾病、主要涉及医生角色的部分"，成为临床信息学的一个子领域，与临床信息学的其他子领域（如护理信息学）平行。

肖特里菲（Shortliffe）也阐释了 BMI 与 HI 之间的关系[2]，如图 1-3。在该模型中，BMI 也是 HI 的上位类概念，偏重于理论研究领域，而 HI 重在个体和群体层面的实践领域，在个体水平和人群与社会水平上分别对应临床信息学和公共卫生信息学。

---

① Kulikowski Casimir A，Shortliffe Edward H，Currie Leanne M，et al. AMIA Board white paper: definition of biomedical informatics and specification of core competencies for graduate education in the discipline [J]. Journal of the American Medical Informatics Association, 2012, 19（6）：931-938.

② EDWARD H SHORTLIFFE，JAMES J CIMINO.Biomedical Informatics: Computer Applications in Health Care and Biomedicine[M].3rd ed.Berlin: Springer, 2012.

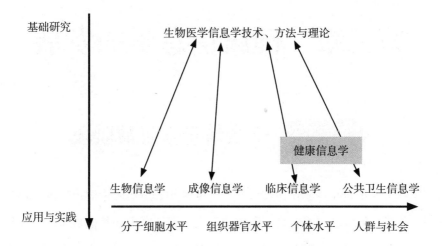

图 1-3 生物医学信息学领域范围（翻译自 Biomedical Informatics: Computer Application in Health Care and Biomedicine, 3rd edition）[①]

　　Reinhold Haux 则认为三者只是在不同领域和不同国家地区所使用的不同术语，其语义范畴是相同的，往往是同义互用的关系，这对于 HI 来说是一种广义上的理解，不再局限于作为 BMI 个人和群体层面的实践领域了，并且 MI 也是与它们相同的概念，其使用也非常普遍，比如国际医学信息学协会（International Medical Information Association，IMIA）在命名中嵌入了"MI"学科名称[②]。

---

① EDWARD H SHORTLIFFE, JAMES J CIMINO.Biomedical Informatics: Computer Applications in Health Care and Biomedicine[M].3rd ed.Berlin: Springer, 2012.

② REINHOLD HAUX. Medical informatics: Past, present, future[J].International Journal Of Medical Informatics, 2010, 79（9）：599-610.

第二章　健康信息学的发展

第一节　健康信息学发展阶段

伊姆霍夫（Imhoff）与韦伯（Webb）根据医学发展历史将健康信息学划分为四个阶段[①]：第一阶段是对疾病第一印象的记录，用于医生和其他参与医疗过程的人员的交流和教学；第二阶段是在医学的实证基础之上，发展获取、存储、处理、分析和交流信息的方法以达到现代医学发展的目的；第三阶段是构建健康信息学的概念、方法和技术，达到对生理学和病理生理学理解上的进步，促进诊断、治疗方法、设备以及护理方法的发展；第四阶段则是在社会和群体层面上对医疗信息的处理，包括审计、质量控制、护理标准化等都是在这一阶段需要解决的问题。

马西克（Masic）认为健康信息学经历了五个有特色的发展时期[②]。第一个时期是 1955—1965 年，主要特点是研究和试验医学中出现的新技术。健康信息学的先驱是约书亚·莱德伯格（Joshua Lederberg）和威廉·山本（William S. Yamamoto），他们早在 20 世纪 40 年代就对自动计算产生了兴趣。莱德利（Ledley）等人将计算机用于诊断和治疗，这一实践是医学专业人员首次使用相关计算机技术在其研究和工作中辅助医疗决策。Masic 认为这一时期 HI 发展最快的是美国，且在这一阶段就出现了临床信息系统的第一个原型，即加州 El Camino 医院的信息系统。第二个时期是从 1965—1975 年，这一时期的特征是出现了许多数据自动处理相关的解决方案和创新应用。该学科在各个欧洲国家迅速发展，建立了很多医院信息系统，配置了用于医学计算的设备，发展了生物工程信息学等学科，还发展了基于微加工技术的诊断和治疗技术。在 20 世纪 70 年代早期，人工智能方法和专家诊断系统也得到重视。第三个时期是从 1975—1985 年，随着计算机技术的发展，计算机设备的

[①] IMHOFF M, WEBB A, GOLDSCHMIDT A. Health informatics[J]. Intensive Care Medicine, 2001, 27（1）: 179-186.
[②] MASIC I. Five Periods in Development of Medical Informatics[J]. Acta Informatica Medica, 2014, 22（1）: 44.

获取成本降低，这使得各个领域的信息系统都得到了非常迅速的发展，健康保健系统也得到长足发展。在这一领域逐渐聚集多学科背景的专家学者进行研究和交流。市场上还出现了很多完善的计算机设备和软件，这使信息技术在健康医疗系统中得以发挥更大作用。随着个人电脑的广泛使用，终端与信息系统相连，带来了更多应用的机遇。第四个时期是 1985—1995 年，健康信息学得到进一步的发展，并通过新的方式使知识的处理和标准化达到高水准。人工智能技术和方法得到深入研究和应用，包括医学诊断和专家诊疗系统的开发和应用。人工智能作为一个独立学科被引入，并开始在实践中被许多专家系统所使用。这一时期的医院信息系统比以往的信息系统更加复杂、功能更丰富、质量更优。第五个时期是从 1995 年至今，HI 的发展更加离不开计算机技术的发展。第六代计算机已经有相当大的进步，其中的硬件基础使生物芯片成为微型计算机的基础，当代信息技术使先驱们的医疗计算机应用理念在医疗决策领域的应用得以实现。

Mihalas 认为 HI 在欧洲的发展有五个主要时期，分别是萌芽期（先锋期）、快速发展期、稳定期、成熟期和全面整合期[①]。第一阶段是萌芽期，1950—1975 年，很多科学家都意识到新兴信息技术的潜力，且对信息技术在医学和健康保健领域的应用进行了开拓性研究，主要集中在信号分析和基于实验室的应用研究，在这一阶段也尝试研发决策支持和诊断系统，模拟生物过程，这些研究为后来的发展奠定了基础。但这一阶段缺乏连贯的研究计划，研究工作较为分散，尚未引起健康医疗管理人员的兴趣。第二阶段是快速发展期，1975—1990 年，很多国家和国际组织创建了许多学科相关组织并且举办了各种会议,高校开始创办健康信息学的教育项目，将健康信息学的研究和教育系统化。随着电子健康病例（Electronic Health Record, EHR）的兴起和应用，临床和医院信息系统研究也得到迅速发展，同时对信息安全和医疗健康数据保护也有所研究并出台了相关政策，在此阶段，高级决策支持系统和专家系统得以发展。第三阶段是稳定期，1990—2000 年，宏观层面的国家（区域）战略开始部署，信息技术普遍应用于医院信息系统中。各国也开始为电子健康研究所提供大量资金，对 EHR 的重要性、复杂性、机密性、数据保护和标准等都

---

① MIHALAS G.Evolution of Trends in European Medical Informatics[J]. Acta Informatica Medica, 2014, 22（1）: 37-43.

进行了更深入的研究。HI 成为许多医学院的必修学科，相关教育的发展也得到进一步普及。在互联网应用、远程医疗、虚拟现实、数据库和病例结合、医学成像、知识处理等方面的研究都取得显著进展。第四阶段是成熟期，2000—2010 年，学界对电子健康的发展潜力和面临的挑战都有了更深入了解，政府更多地参与到行业的应用标准和规范设计中，国家区域性的项目数量不断增多，电子健康产业初具规模。以病人为中心的电子病历和电子健康档案进一步发展，教育和科研项目规模逐渐扩大。这一时期出现了新的研究热点，如系统集成、互操作性、消费者健康信息学等，逐渐形成分支学科体系。第五阶段是全面整合期，2010—2020 年，大数据、云计算等技术被引入，健康社交网络得以发展。各国在电子健康方面完善立法，对 HER 相关规范和信息技术在健康医疗中的应用均有严格认证标准。这一阶段，消费者赋权运动更加兴盛，通过病历系统等对消费者进一步赋权，开始注重"个性化医疗"，更加推广预防用药，通过可穿戴设备和远程医疗等为消费者提供个性化服务。

我国学者以 Web of Science 数据库作为数据来源，利用文献计量与知识图谱方法，总结了健康信息学从 1992—2017 年的研究热点和阶段划分，一共划分为了三个阶段[①]。第一阶段是 1992—2000 年，在这一时间段内的文献关键词以概念性术语为主，这一阶段可视为健康信息学发展的初始阶段，该阶段的研究以探索为主，因此概念界定型的文献比较多。第二阶段是 2001—2009 年，除概念性术语之外，又出现了一些新的关键词，如 health informatics education、policy 等，这一阶段学界对健康信息学的研究开始进入到教育学、社会学等某些特定领域。除此之外，健康信息学未来发展的挑战与相应的建议也受到了广泛关注。第三阶段是 2010—2017 年，这个阶段关键词最为丰富，说明这段时间健康信息学的相关研究较为丰富，热点关键词在一定程度上还体现出了时代特点，如新出现的 health big data、cloud-computing、telemedicine 等，这些都表明健康信息学的发展是随着信息技术的不断变革而动态变化的。

健康信息学未来发展的重要领域包括那些有助于促进提高医疗健康的质量和效率，或者能够促进生物医学、计算机科学、健康科学、信息科学创新发展的研究

① 朱庆华，韩文婷，吴琼，等.健康信息学研究：起源、现状与未来[J].信息资源管理学报，2018，（4）：4-14，97.

领域。对于重要研究领域的研究有两种角度：一种是从现有水平出发的"进化"角度；另一种是从未来愿景出发的"革命"角度。后者是更加普适性的角度,原因包括：第一，越来越多的人认为健康医疗是生活必要和持续的组成部分；第二，健康信息学的研究范围集中于对个人的研究；第三，健康信息学更多针对消费者以及个人而非仅仅针对专业人士；第四，健康信息学的研究、教育和实践朝着全球化水平发展。按照第二种角度，未来的重要研究领域分为三组；为个人良好的医疗和健康做出贡献的健康信息学，如通过自动获取和存储护理数据进行的无缝交互、用于诊断和治疗的基于知识的决策支持；为优质医学健康知识做出贡献的健康信息学，如医学和健康知识的系统化、医学和健康知识分析；为组织良好的医疗健康做出贡献的健康信息学，如对健康数据库体系结构及其组织的概念阐述、对以病人为中心的健康信息系统架构的概念阐述。

第二节 健康信息学的相关组织和学术会议

一、相关组织

（一）国际医学信息学协会 [①]

国际医学信息学协会（IMIA）成立于 1979 年，其宗旨是促进医疗和生物医学研究中信息学的发展；推动国际合作；促进研究、发展和医学信息学教育；传播和交流医学信息。IMIA 下设有 10 个工作小组（Working Group, WG），分别领导本学科各分支领域的研究工作。IMIA 的出版刊物包括《医学信息学年鉴》（*IMIA Yearbook*）、《国际医学信息学杂志》（*International Journal of Medical Informatics（Elsevler）*）、《医学信息学方法》（*Methods of Information in Medicine*）。[②]

---

① International Medical Information Association[EB/OL].[2020-11-08].https://www.imiaweb.org.
② https://imia-medinfo.org/wp/publications.

（二）欧洲医学信息学联合会 ①

欧洲医学信息学联合会（European Federation for Medical Informatics，EFMI）于 1976 年成立，其宗旨和目标是：在欧洲范围内促进健康信息学领域的国际合作和信息传播；促进健康信息学应用的高标准；促进健康信息学的研究与发展；鼓励高水平的健康信息学教育；担任 IMIA 的自治欧洲区域委员会。

该组织对健康信息学的判定是：涵盖个人和社会医疗健康的所有领域，以及与这些领域有关的所有学科。世界卫生组织欧洲区域内国家的所有代表社团都有权申请会员资格，目前有 32 个国家加入，它也向机构会员开放，包括大学、研究组织、联合会和行业组织等。EFMI 组织了两个主要的会议系列：专题会议（EFMI-STC）和欧洲医学信息学会（EFMI-MIE）。

（三）美国医学图书馆协会 ②

美国医学图书馆协会（Medical Library Association，MLA）是一个全球性的非营利教育组织，在健康信息领域拥有 400 多家机构和 3000 多名专业人员。自 1898 年以来，MLA 在健康科学图书馆和信息专业人士的专业实践和领导才能方面树立了卓越的榜样。MLA 对健康信息专业人员进行教育，支持健康信息研究，促进对世界健康科学信息的访问，并努力确保所有人都能获得最佳的健康信息。协会的基本价值是多样性、公平性和包容性。其核心是：在做出医疗健康决定时依据科学证据；促进公众对高质量健康信息的认识、获取和使用；终身学习和专业发展；促进健康信息研究和实践；促进行业内外的开放、包容和协作的环境；促进和支持所有相关群体对健康信息的获取；形成健康科学图书馆员的道德守则和标准。

（四）美国医学信息学协会 ③

美国医学信息学协会（AMIA）是由三个组织于 1988 年合并而成的专业科学协会，这三个组织分别是美国医学系统和信息学协会（American Association for

---

① European Federation for Medical Informatics[EB/OL].[2020-11-21].https://efmi.org.
② Medical Library Association[EB/OL].[2021-02-14]. https://www.mlanet.org.
③ American Medical Informatics Association[EB/OL].[2020-11-21].https://www.amia.org.

Medical Systems and Informatics，AAMSI）、美国医学信息学院（American College of Medical Informatics，ACMI）以及医疗计算机应用研讨会（Symposium on Computer Applications in Medical Care，SCAMC）。

AMIA 旨在通过可信赖的科学、教育和信息学的实践来引领医疗健康的转型。AMIA 广泛地将专业人员和对信息学感兴趣的学生联系在一起，从基础研究和应用研究到消费者和公共卫生领域，是理论知识与实践合作的桥梁。

AMIA 积极支持五个领域：转化生物信息学、临床研究信息学、临床信息学、消费者健康信息学和公共卫生信息学。AMIA 的计划和服务围绕以下核心目的：推进信息科学的发展；促进信息学教育；确保健康信息技术有效地用于促进医疗和健康；促进信息学专业教育发展；为会员提供服务，例如构建个人、专业联络等。

（五）美国国家医学图书馆[①]

美国国家医学图书馆（National Library of Medicine，NLM）前身是成立于1836 年的美国公共卫生部部长办公室图书馆，现在已经拥有超过 1700 万种以 150 多种语言提供的图书。NLM 由美国联邦政府经营管理，是世界上最大的医学图书馆。NLM 出版印刷品，提供电子信息资源，全球每年有数百万人进行数十亿次访问。NLM 的信息服务和研究资助致力于支持科学探索、临床研究、教育、医疗保健、公共卫生，以及赋予人们改善其个人健康的能力来为世界服务。图书馆还与其6500 名成员组成网络，该网络在美国各地的社区中提供健康信息。自 1879 年起，NLM 出版医学索引（Index Medicus，IM），确立了图书馆在医学期刊文章的系统索引中的重要地位。1960 年发布了第 1 版医学主题词（Medical Subject Headings，MeSH），可用于索引编制和编目。从 1964 年起 NLM 还出版了 MEDLINE，生物医学文献数据库。内容主要是医学健康方面的论文及摘要，核心主题为医学，也包括其他相关领域如护理学或其他健康科学等，还提供相关生物医学信息方面的支持，如生化学和细胞生物学等。目前，MEDLNE 收录超过 2700 万篇生命科学的期刊论文，涵盖全球超过 5200 种期刊，涉及 40 多种语言。1997 年起 NLM 发布了网络版的生物医学参考文献数据库 PubMed。 PubMed 的收录范围非常广泛，除 MEDLNE

---

① National Library of Medicine[EB/OL].[2020-11-21].https://www.nlm.nih.gov.

作为主要数据来源外，还涵盖很多其他数据库。PubMed 作为全球使用最广泛的、在线免费的生物医学文献数据库几乎是生命科学科研人员的必备、常规使用工具。[1][2]

（六）英国计算机协会 [3]

英国计算机协会（British Computer Society，BCS）的宗旨是提高整个 IT 行业的能力和行为标准，并解决在此过程中面临的道德挑战，确保计算机技术对每个人都是安全和积极的。其目标包括：支持职业活动、分享专业知识、改善教育、驱动标准。进入触屏和移动技术的时代后，为应对素养、数据、教育和医疗健康的挑战，BCS 将重点放在"使 IT 对社会有益"上。在健康和社会护理领域，信息学专业人员联合会致力于为临床信息学设定新的认证标准。BCS 迅速应对 2017 年对英国国民医疗服务体系（National Health Service，NHS）的网络攻击，并与相关组织和团体合作，共同制定了 NHS 的网络安全蓝图。

（七）英国健康信息学专业委员会 [4]

英国健康信息学专业委员会（The UK Council for Health Informatics Professions，UKCHIP）成立于 2002 年，是一个非营利组织，目的是在英国进行健康信息学行业的登记和调控。UKCHIP 组织的目标是：成为健康信息学从业者在英国的注册和认证机构；提高、加强和鼓励信息技术在医疗健康领域应用的研究和实践；建立、坚持和提高英国健康信息专业的资格、训练、权限和行为的标准；建立公众的保护和受益机制；与官方机构、社团和专业学会展开合作。

（八）中国图书馆学会 [5]

中国图书馆学会（Library Society of China，LSC）是由图书馆及相关行业科技工作者自愿结成的全国性、学术性、非营利性社会组织，前身是中华图书馆协会，成立于 1925 年，1927 年成为国际图书馆协会联合会（International Federation of

① National Library of Medicine[EB/OL].[2020-11-21].https://www.nim.nih.gov/medline/medline_overvie.
② National Library of Medicine[EB/OL].[2020-11-21].https://www.nim.nih.gov/medline/medline_history.html.
③ The Chartered Institute for IT[EB/OL].[2020-11-21].https://www.bcs.org.
④ The UK Council for Health Informatics Professions[EB/OL].[2020-11-21].http://www.ukchip.org.
⑤ 中国图书馆学会[EB/OL].[2021-02-16].http://www.lsc.org.cn.

Library Associations and Institutions，IFLA）的发起单位之一。LSC 下设若干分支机构，如学术研究委员会、图书馆学教育委员会、阅读推广委员会等，其中还包括医学图书馆分会（也称医学图书馆委员会）。中国图书馆学会医学图书馆分会每年会举行一次研讨会，来自全国各个省市自治区的各医院图书馆、医院信息中心、图情编辑出版单位、数据研发企业及媒体单位代表等都会参加会议，会议上会总结部署中国图书馆学会医学图书馆委员会工作，探讨医学图书馆的建设和服务，开展专业学术交流等。2020 年开展的是第 28 届学术探讨会，此次会议主题为"医学图书馆服务创新：传承与发展，守正与创新"，并就这一主题发布了征文信息。

（九）中国医学信息学协会 ①

中国医学信息学协会（China Medical Informatics Association，CMIA）成立于 1980 年 8 月 18 日，是由国家六部委联合多家社团组织、联合从事研究信息科学和信息技术在医药卫生领域中应用的专家学者、技术人员和管理人员组成的学术团体。它是中国唯一参加 IMIA 进行国际交流与合作的成员，是 IMIA 的中国理事会。目前，CMIA 有会员 6800 多人、理事 117 名、专业委员会 29 个、地方学会 18 个。CMIA 曾先后于我国多地区召开了 15 次全国医药信息学大会，进行全国性的学术交流。出版论文集 17 册，汇集论文 2990 余篇。它聚集了国内一大批从事健康信息学术研究和健康信息技术应用的著名专家学者及高层次管理人员，与国内著名医院、大学、科研机构和企业厂商有着广泛的联系，与国际上的社会团体、学术机构也有着长期密切的合作关系，在中国的健康信息学术和健康信息技术的研究应用方面起着重要作用。

（十）中国生物医学工程学会 ②

中国生物医学工程学会（Chinese Society of Biomedical Engineering，CSBME）成立于 1980 年，属国家一级学会，被民政部评定为 4A 级，是国内唯一集科研、教学、临床、研发于一身的专业学会。中国生物医学工程学会于 1986 年加入国际医学

---

① 中国医学信息学协会 [EB/OL].[2020-11-21].http：//www.cmia.info.
② 中国生物医学工程学会 [EB/OL].[2020-11-21].http：//www.csbme.org.

和生物工程联合会（International Federation for Medical and Biological Engineering，IFMBE）。2012年5月，学会在北京成功举办了世界医学物理和生物医学工程第12次大会。学会主办的学术期刊有《中国生物医学工程学报》《中国心脏起搏与电生理杂志》《中国血液流变学杂志》，其中《中国生物医学工程学报》长期入选中国科学引文数据库、北京大学中文核心期刊和中国科技核心期刊。

二、学术会议

（一）国际医学信息学大会

国际医学信息学大会（World Congress on Medical Informatics，MedInfo）由IMIA及其成员联合举办，自2013年起每两年举办一届，会议的主题涉及移动医疗健康、电子健康、预防医学等，为健康信息学的研究提供了高质量的科学交流。据发文量的数据显示，从第9届到第14届的每一届都有一定数量的关于健康信息学的成果发表。该会议的第17届由法国医学信息学协会组织，并于2019年8月26—30日在法国里昂举办，主题为"Health and Wellbeing：E-Networks for all"[1]。

（二）欧洲健康信息学大会

欧洲健康信息学大会（Medical Informatics Europe Conference，MIE），已经组织了30多场，由欧洲医学信息学联合会和成员组织联合举办。EFMI工作组对各种培训和教程提供支持，是EFMI-MIE会议的重要组成部分之一。2017年在英国曼彻斯特举行了MIE大会，主题包括：互联医疗和数字医疗；网络医疗和数字医疗；健康数据科学；人、组织和社会方面的知识管理[2]。2018年第29届MIE会议于瑞典哥德堡举行，会议由瑞典医学信息学协会和欧洲医学信息学协会联合举办，并与北欧地区最大的电子健康展会Vitalis合作，此次主题为"Building Continents of Knowledge in Oceans of Data：the Future of Co-Created eHealth"，主要关注数据科学、

---

① 朱庆华，韩文婷，吴琼，等.健康信息学研究：起源、现状与未来[J].信息资源管理学报，2018，8（4）：4-14，97.
② European Federation for Medical Informatics[EB/OL].[2020-11-21].https：//efmi.org.

人口健康信息学、医疗保健数字化等方向，致力于欧洲健康科学中的信息科学和技术的理论与实践[①]。

（三）美国医学信息学协会年会[②③]

美国医学信息学协会年会（AMIA 年会）从 1976 年开始每年由 AMIA 组织召开，来自世界各地的十余名专家学者参与这一会议，它是世界健康信息学界进行交流最重要的会议。AMIA 年会的目的是利用信息来改善人类健康。会议主题涵盖了从解读疾病的基本现象到管理信息和通信以改善患者护理，跟踪人群健康的整个范围，汇集健康信息学研究人员和从业人员的最新创新成果。年会一般设立很多讨论区，包括关于亚洲健康信息学发展的讨论区，以此了解日本、韩国、中国等国家的健康信息学发展情况。会议的主题往往与健康信息技术的框架建立和发展有关，并且涉及学术界对于健康信息技术相关国家政策的研讨，为政府提供政策支持。

（四）信息科学和技术协会年会

信息科学和技术协会年会（The Annual Meeting of Association for Information Science and Technology，ASIS&T 年会）是图书情报学领域最具有影响力的会议之一，成为展示信息科学、信息技术等领域最新研究成果的重要场所。会议以主题报告、海报展示、图版展示、专家研讨等形式围绕每年特定的主题展开讨论交流。近些年研究热点关注信息科学与信息行为方面，2015 年之后在以往健康信息研究的基础上又加深了对健康信息素养、健康信息搜寻行为、社区健康、个人健康信息管理、文化信息行为、信息偶遇等的相关研究，并逐步向纵深化演变。比如 2019 年第 83届会议在澳大利亚墨尔本举办，会议论文的主题中很重要的一个就是"健康信息行为"，对社交平台的健康信息需求进行分析成为这次会议的一个关注点，对阿尔茨海默病、自闭症和慢性病的研究比较多，学者们对护理人员、患者家属、患者等多元研究对象进行了分析[④]。

---

① 朱庆华，韩文婷，吴琼，等.健康信息学研究：起源、现状与未来[J].信息资源管理学报，2018，8（4）：4-14，97.

② American Medical Informatics Association[EB/OL].[2021-2-17].https://www.amia.org.

③ 吴民.美国医学信息学协会 2009 年会召开[J].医学信息学杂志，2009，30（12）：89.

④ 李晓妍，李鑫鑫.从 ASIS&T 年会看信息科学研究特征与前沿趋势[J].图书馆论坛，2019，39（08）：57-65.

（五）iConference 会议

iConference 是由 iSchools 组织的国际信息学院联盟年会，iSchools 是一个不断发展的全球信息学校协会，以促进信息领域的发展为宗旨，助力学生应对 21 世纪的信息挑战。iConference 大会每年召开一次，由不同的 iSchools 成员机构举办，聚集来自世界各地对当代社会的关键信息问题聚焦研究的众多学者和研究人员[①]。近些年医疗健康领域也成为研究的热点，在会议上也经常出现医疗健康领域的研究成果，比如 2017 年在武汉举行的大会以"影响，拓展，提升—跨越信息社区"为会议主题，研究成果涉及社交问答中的健康信息的语义关系，文本挖掘和内容分析[②]。2008—2017 年会议关注重点依次是[③]：信息科学、社会网络、信息搜寻、数字图书馆、信息系统、信息行为、图书馆信息、健康信息、信息需求等。

（六）数字健康会议

国际信息社会发展协会（International Association for Development of the Informa-tion Society, IADIS）是一个非营利性组织，旨在发展信息社会相关研究领域的合作，促进对信息社会的研究，加强成员之间的合作，促进信息社会资源整合与人才培养。作为 IADIS 组织的计算机科学和信息系统系列会议（Multi Conference on Computer Science and Information Systems, MCCSIS）之一，数字健康会议（eHealth Conference）每年举办一届，聚焦于电子健康与健康信息学在理论与实践上的融合，为来自学界、业界、政府及医疗机构的参会者提供交流与分享的平台。第八届国际数字健康会议于 2016 年 7 月 1 日至 4 日在葡萄牙丰沙尔举行，本次会议的目的是汇集来自相关领域的专家，包括信息系统专家、医生和管理专家，研讨通过信息技术的应用赋予病人更多的控制权，从而提高健康医疗的质量。会议大致主题有：联合电子健康记录 / 病人电子健康记录；健康信息学与用户教育；移动应用 / 人机交互；信息技术与病人护理；电子健康协同策略和技术；医疗健康情境下的社交网络研究[④]。

---

① The iSchools Organization [2020-11-21]. https://ischools.org.

② 洪亮，李雪思，周莉娜. 领域跨越：数据挖掘的应用和发展趋势 [J]. 图书情报知识，2017（04）：22-32.

③ 杨建梁. iConference 会议研究热点研究——基于 2008~2017 年会议论文的文本数据分析 [J]. 情报资料工作，2019，40（01）：52-63.

④ 李世娟. 赋权消费者：电子健康研究的现状与趋势——第八届国际电子健康会议（eHealth 2016）综述 [J]. 图书情报工作，2017，61（16）：143-149.

第三节　健康信息学在各国的实践发展

一、美国

（一）起源与发展

健康信息学在美国出现于 20 世纪 70 年代，作为最初的"计算机在医学领域的应用"，HI 先后经历了与"生物物理学和生物工程学"的交叉，与"生物统计学"的融合，"医学计算机科学"和"医学信息科学"都是它的曾用名[①]。关于这个学科的起源最早可以追溯到 20 世纪 50 年代，1959 年，医生 Ledley 等在《科学》（ *Science* ）上发表的论文中提出计算机可用于医学诊断和治疗。20 世纪 60 年代，美国国立医学图书馆开始利用计算机处理文献数据。70—80 年代有一些机构开始进行健康信息学的研究和教育，进入 90 年代这个学科得到了迅速的发展。

健康信息学在美国的发展有一定的背景和契机，美国的医疗健康体系和诊断治疗领域存在一些问题。第一，存在过度诊断和过度治疗的问题。第二，一些慢性疾病患者在国民比例中占比很高，美国医疗支出增长的最大原因之一就是慢性病的日益流行，这导致了医疗保健领域成本的上升，而有些慢性疾病是可以预防的。第三，医生和患者之间沟通不畅，患者并不具备专业知识储备，医生处于优势地位，而一个良好的医疗保健服务体系应该是以患者为中心的。第四，医疗保健这一行业的企业所形成的系统是孤立的、不协调的，如何建立一个协调的能实现跨系统进行数据交换的体系就形成巨大的挑战。学界基于现状和对现实医疗机构的评估，认为健康信息技术的引入可能在某种程度上是一个解决方案，并且一些重要组织的成立和项目的建设也进一步促进了该学科的发展。

（二）行业应用与实践

在医学知识组织和医学信息检索方面，美国国立医学图书馆做出了巨大的贡

---

① 胡兆芹，张士靖 . 美国医学信息学教育现状分析及启示 [J]. 中国高等医学教育，2005（03）：37-40.

献。随着医学的迅速发展和信息资源的指数级增长，至 20 世纪 80 年代美国建立了主题词表和分类表，如 NLM 负责建设的《医学主题词表》（MeSH），1986 年还开展了一体化医学语言系统（Unified Medical Language System，UMLS）的研发工作，并于 1991 年首次出版发行 UMLS。医学信息检索最早的研究可以追溯到 NLM 编译出版的文献检索刊物《医学索引》（1879 年至 2004 年出版），NLM 又于 1971 年推出联机检索工具 MEDLINE，1997 年推出 PubMed 来通过网络途径免费提供包括 MEDLINE 在内的多种主要生物医学文献的书目索引、摘要以及部分全文[1][2]。

在医疗信息体系建设上，美国也施行了一系列计划来提高卫生保健质量，降低医疗成本。2009 年奥巴马当选总统后宣布实施健康信息化计划，推进医疗信息系统的建设。在重点的医院信息系统（Hospital Information System，HIS）的建设上，美国有一系列成功案例和丰富的经验。著名的案例有麻省总医院开发的 COSTAR 系统，从 20 世纪 60 年代初发展到今天成为大规模的临床患者信息系统。20 世纪 70 年代起医院信息系统进入大发展时期，美国各大医院和医学中心都纷纷开发 HIS。到了 20 世纪 90 年代 HIS 已经相对成熟，发展的重点转移到临床信息系统。

美国的电子病历与电子健康档案发展起步也比较早，经过 40 多年的发展，电子医疗记录（Electronic Medical Records, EMR）已经进入了以共享为基础的电子病历发展新阶段。到了 20 世纪 90 年代中后期，电子病历不断得到发展和完善，国际标准开发组织，总部位于美国的 Health Level Seven（HL7）提出了电子病历（Electronic Health Record, EHR）功能模型试用标准草案系列文件。为全面有效推广 EHR，2004 年时任美国总统的布什提出要在 2014 年为所有美国人建立 EHR，为整体规划和协调还特别设立了健康信息技术协调员办公室（Office of the National Coordinator of Health Information Technology，ONC）。ONC 发布了联邦政府健康信息技术 5 年战略规划（2008—2012），提出要通过健康信息共享改革个人健康管理模式的目标，并组织医疗机构进行健康信息交换的试点。在标准的制定上，政府协同各企业、学术团体、

---

[1] 代涛. 医学信息学的发展与思考 [J]. 医学信息学杂志，2011, 32 (06): 2-16.
[2] National Library of Medicine [EB/OL].[2020-11-21]. https://www.nlm.nih.gov/medline/medline_history.html.

行业组织和消费者团体等社会组织，一起参与到 EHR 标准的制定中去。HL7 开发和研制了 HL7 信息传输标准，NLM 和 ONC 合作与 HL7 组织签订合约，将 HL7 信息传输标准与统一医疗信息标准词汇匹配，建立了整个 EHR 交换的实施指南[①]，这些努力和协作都促进了美国电子健康病历的标准化发展。

电子健康病历的发展离不开 EHR 的认证。EHR 认证是由美国健康与公共服务部秘书办公室下属的健康信息技术国家协调员办公室（ONC）提出计划并实施的，其目标是鼓励医院采用标准化、安全且易于使用的医疗技术。制定认证要求的另一个参与者是医疗保险和医疗补助服务中心（Centers for Medicare and Medicaid Services，CMS）。2011 年，该中心创建了"电子健康病历激励计划"（Meaningful Use），鼓励医院购买和采用认证的 EHR 系统，只有 EHR 系统得到 ONC 认证并且医院或诊所提供按预期使用系统的证明才能得到奖励。这一激励计划鼓励了超过 90% 的美国医院使用经过认证的 EHR 系统。在 2018 年，他们将这一政策重命名为"促进互操作性计划"，该政策正在进一步探讨更有效的健康信息交换。随着互操作性最终规则于 2020 年 11 月生效，标准化的数据交换将成为行业规范[②]。

在数据安全与共享规范上，美国也出台了相关的政策法案。1996 年颁布的《健康保险隐私及责任法案》（Health Insurance Portability and Accountability Act，HIPAA）是一项联邦法律，要求创建国家标准以保护敏感的患者健康信息免于未经患者同意或知情而泄露。美国卫生与公共服务部发布了 HIPAA 隐私规则来实现 HIPAA 的要求。隐私规则标准涵盖受隐私规则约束的实体（医疗健康服务提供者、业务伙伴等）对个人健康信息的使用和披露，还包含了个人对自我健康信息如何处理的标准。隐私规则需要取得平衡，在保护寻求治疗和康复的人们的隐私的同时，也允许受约束实体提供和利用能促进高质量医疗健康服务和公众健康的信息。而为了遵守安全规则，所有受约束实体需执行以下操作：确保所有电子健康信息的机密性、完整性和可用性，检测并避免对信息安全的预期威胁，防止预期的不合规使用

① 黄薇，代涛，李新伟，郭珉江．美国电子健康档案发展策略及启示 [J]. 中国医院管理，2011，31（05）：58-60.
② EHR Certification, Explained: Criteria and Certification Process[EB/OL].[2020-11-22].https://www.altexsoft.com/blog/ehr-certification.

或披露，确保工作人员和流程合规[①]。

在数据科学管理和开放共享方面，2018 年美国国立健康研究院（National Institutes of Health，NIH）发布了《数据科学战略计划》（Strategic Plan for Data Science），旨在对生物医药研究产生的海量数据进行存储和管理，并进行标准化建设和数据公开[②]。该战略计划的核心目标主要是解决数据存储的有效性和安全性问题，使数据变得更加开源可获取，发展一支能够充分利用先进数据科学理论和信息技术的研究队伍，并且为数据使用中涉及的各种问题制定相应的策略方针。在数据科学管理和开放共享这一方面应该做到符合 FAIR 原则，即数据可检索（Findable）、可访问（Accessible）、可交互使用（Interoperable）和可重复使用（Reusable）的原则。

美国的精准医疗处在迅速发展阶段。美国国家科学院下属的国家研究委员会于 2011 年出版的《走向精准医学》（*Toward precision medicine:Building a knowledge network for biomedical research and a new taxonomy of disease*）一书中，将"精准医学"描述为：根据每位患者的特点调整医学治疗措施，考量患者的疾病易感性不同、疾病生物学基础和预后不同以及对特定治疗的反应不同将患者分为不同亚群，从而制定适合的诊断、治疗及预防方法[③]。美国总统奥巴马于 2015 年提出了"精准医疗计划"（Precision Medicine Initiative），并很快通过和启动了该计划。美国财政预算在 2016 年拨付 2 亿多美元分别资助美国国立健康研究院、美国癌症研究中心、美国食品药品管理局以及美国国家医疗信息技术协调办公室这几家机构，重点开展以下项目：①百万人群队列研究，为疾病的发病风险预测提供数据基础和研究平台；②肿瘤形成机制及相关治疗药物研究，关注癌症靶向治疗；③数据库开发和监管机制的建立，保障相关技术应用的安全性、准确性和可靠性；④信息数据相关标准的设立，保

---

① Health Insurance Portability and Accountability Act of 1996 （HIPAA）[EB/OL].[2020-11-21]. https://www.cdc.gov/phlp/publications/topic/hipaa.html.

② 美国 NIH 发布《数据科学战略计划》[EB/OL]. [2020-11-21]. http://www.casisd.cn/zkcg/ydkb/kjqykb/2018/kb201808/201808/t20180809_5054372.html.

③ NATIONAL RESEARCH COUNCIL.Toward precision medicine: Building a knowledge network for biomedical research and a new taxonomy of disease[M].Washington （DC）: National Academies Press （US）, 2011.

护患者的隐私和信息安全[①②]。2016 年美国通过了由奥巴马主推的《21 世纪治愈法案》(21st Century Cures Act)，该法案的核心内容包括加快美国食品药品监督管理局对药品和医疗器械的审批与授权，加强基础医学的研究和创新[③]，这些都会对未来很长一段时间的精准医疗计划产生深远影响。

二、英国

英国对于该学科的实践和行业应用主要体现在其国民健康服务体系上。英国的国民健康服务体系（National Health Service，NHS）建立于 1948 年，是首个为全体国民提供免费医疗服务的国家健康体系，是在政府领导下，基于财政预算对医疗机构实行高度计划性管理的体系。NHS 的核心在于平等地为每个国民提供广泛的医疗服务，由国家税收承担大部分的医疗健康经费，健康服务体系则由地方初级服务、地区医疗服务和中央医院服务三个部分组成[④]。NHS 的建立改变了英国旧有的医疗体系，也成为很多福利国家学习的模式，该体系根据病人的实际需要平等地提供医疗治理与护理，并且把儿童、青年工作者以及大部分已婚妇女都纳入医疗保险对象，这些对象以前是被"国民健康保险"排斥在外的。NHS 实行分级保健制度，包括初级健康保健服务、二级医疗服务和三级医疗服务，其雇员达150 多万[⑤]。初级保健即基础保健，是 NHS 的主体，由家庭诊所和社区诊所等构成，NHS 资金的 75% 用于此；二、三级保健是医院负责重病和手术治疗，以及统筹调配医疗资源等[⑥]。

在发展过程中 NHS 还出现了许多支持该系统的建设项目，其中最重要的一个项目就是它的信息技术项目，即国民医疗信息技术项目（National Program for Information Technology，NPfIT）。这是英国有史以来尝试的最大的、公共部门负

① 徐鹏辉.美国启动精准医疗计划 [J].世界复合医学，2015，1（1）：44-46.
② 王冬，FRANK B.HU.从精准医学到精准公共卫生 [J].中华内分泌代谢杂志，2016，32（09）：711-715.
③ 陈好嘉，张新庆，蔡笃坚.美国精准医学政策走向与反思 [J].医学与哲学（A），2018，39（1）：7-11.
④ 陈林.英国国民健康服务体系研究 [D].湖北：武汉科技大学，2008.
⑤ CYLUS J, RICHARDSON E, FINDLEY L, ed al.United Kingdom: Health system review. Health in Transition[R].2015.
⑥ 华天石.全世界最大的 HIT 项目——英国 NHS 的 IT 项目近况与前景堪忧 [J].中国数字医学，2011，06（10）：110-112.

责的信息技术计划，由首相托尼·布莱尔（Anthony Charles Lynton Blair）于 2002 年在研讨会上发起，最初的预算是在合同期内花费大约 60 亿英镑，计划于 2010 年完成。NPFIT 的核心目标是通过引入集成的电子病历系统、在线选择和预订服务、计算机化的转诊和处方系统以及基础网络设施，将 NHS 的信息技术应用带入 21 世纪。

电子健康档案的发展也被 NHS 划入规划范围内。在英国只有拥有健康档案的居民可以享受国民健康保障体系的服务，早期的转诊都是通过 NHS 进行纸质版健康档案的转移。随着计算机的普及，20 世纪 90 年代英国政府先后发布《未来的 NHS：现代化和可信赖》（The new NHS-Modern and Dependable）白皮书和"信息服务于健康"（Information for Health）、"NHS 规划"（The NHS Plan）两大健康信息战略，建立以电子健康记录（Electronic Patient Records，EPR）与社会保障记录为核心的综合数字医疗记录系统。2002 年启动的 NPfIT 则计划投入 23 亿英镑、用 10 年时间为每位英国公民建立从出生到死亡的电子健康档案（Spine 项目）及相应网络建设。2005 年又在该项目基础上开发出一系列程序，拓展健康档案在实践当中的应用，保障患者在诊疗中的权益最大化并且为远程医疗创造可能。2006 年英国政府将 5000 万份电子病历记录放到国家中心数据库中，并逐步试点开放健康档案系统。2015 年 3 月开始，英国每位居民都可获得个人电子健康信息，NHS 已成为英国访问量最高的网站，也是世界上前十大健康医疗网站之一[①]。

而伴随着经济发展的一些问题，英国财政也面临着巨大困难，同时医疗健康需求在不断增加，NHS 的运行也面临着许多困难，由此开始了几十年的体制改革。保守党与自由民主党联合政府于 2010 年执政后，颁布了《公平与卓越，解放 NHS》（*Equity and Excellence：Liberating the NHS*）白皮书，开始了对 NHS 的新一轮改革，这次改革被外界认为是自 NHS 1948 年成立以来最大的一次医疗改革，在国内外产生了巨大反响。主要的改革内容包括：改革公立医疗机构将其提供方变为基金信托机构，并与其他提供方展开竞争；全科医生的

---

① 琚文胜，徐健 . 英国电子健康档案建设与启示 [J]. 医学信息学杂志，2018，39（7）：16-21.

医疗服务委托；保障行业竞争与患者在特定情况下的选择权利；治理方式转变；加强问责制度等①。

三、中国

（一）学科起源与发展

我国的健康信息学起步于 20 世纪 70 年代末 80 年代初，该学科是在医学、图书情报学和医药卫生事业信息化的基础上发展而来的。其初始发展阶段在 80 年代至 90 年代中期，这个时期研究主题相对集中，注重图书情报的研究；90 年代中期至今是快速发展阶段，在研究方法和学科的应用领域有了很大拓展②。

在学科发展过程中有一些标志性事件：

1980 年中国卫生信息学会（中国医学信息学会）的成立，标志着我国健康信息学事业进入了一个新的历史时期，为健康信息学的理论研究、公共卫生信息系统的开发与利用、数字医院建设及信息技术应用等方面交流与合作提供了一个平台，进一步加快了我国卫生信息化建设的步伐。

在学科教育上，1985—1987 年，国家教育部和卫生部先后批准在白求恩医科大学、同济医科大学、中国医科大学和湖南医科大学开办医学图书情报专业。为了适应时代发展的需要，在专业内容上增加了信息科学和计算机科学等方面的内容，2003 年，将“医学信息学”正式列为高等教育目录专业③。

在学科的研究发展上，该学科早期是在图书情报的基础上发展起来的，侧重于文献型信息管理和研究，近年来的研究领域也不断扩大，在强化疾病管理、远程医疗、建立决策支持系统、研究电子健康病历、构建医疗健康信息系统等方面都有越来越多的拓展研究，该学科也逐渐增加对于健康预防护理方面的研究，突出对于个体和社会公众健康的关注，还有部分研究主题关注国内外关于该学科发展和教育的对比探索。

---

① 杨红燕，吕幸，张浩.英国 NHS 最新医改政策评析 [J].湖北社会科学，2015（10）：43-47.
② 王晓荣.基于引证网络的国内外医学信息学学科发展比较研究 [D].山西：山西医科大学，2015.
③ 黄晓鹏.我国医学信息学的产生与发展 [J].现代情报，2006（02）：25-27.

（二）行业应用与实践

我国医学科学院医学信息研究所在《医学主题词表》基础上进行扩展，研究推出了《英汉对照医学主题词注释字顺表》（CMeSH），20世纪90年代一些主题词表和分类表也相继问世。1995年卫生部开展的国家医疗卫生事业产业工程（"金卫工程"）标志着我国健康信息标准化的开端，2000年我国成为HL7组织的成员国，并成立HL7中国筹委会[①]。

在医学信息检索方面，1994年中国医学科学院医学信息研究所推出了国内医学信息检索领域第一张数据库光盘——中国生物医学文献数据库（CBM），2008年推出了面向用户的自建资源整合平台SinoMed，在CBM和西方生物医学期刊数据库内容基础上做到集成化和个性化。随着多媒体出版的发展，生物医学信息检索的形式和途径进一步拓展。2002年我国启动了"国家数字图书馆工程"，医学数字图书馆在此基础上不断完善发展，将各类型的生物医学知识和信息进行存储并提供信息服务。

在健康信息系统的构建上，我国也取得了很大成就，成为我国医药卫生体制改革的重点。2009年在中共中央、国务院颁布的《关于深化医药卫生体制改革的指导意见》中，卫生信息化作为深化医药卫生体制改的重要任务[②]。其中很重要的一个方面是医院信息系统建设，我国的HIS起步较晚，自20世纪90年代得到快速发展。"九五"规划以来，我国医药卫生信息化建设取得了很大进展。各大、中型医院的医院信息系统基本实现了对医院各部门信息的收集、传输、加工、保护和维护，为全面实现医药卫生信息化建设奠定了基础[③]。目前我国医院信息系统基本能实现各个环节的覆盖，但管理水平还不高，系统应用层次较低，缺乏统一的规范和标准，难以实现跨系统的数据交换和共享。接下来的工作应是以患者为中心，实现可以跨系统互操作的功能集成化的系统。电子病历也是卫生信息系统的一个建设重点。我国在2006年成立卫生部电子病历委员会以促进电子病历在中国医疗卫生系

① 代涛.医学信息学的发展与思考[J].医学信息学杂志，2011，32（06）：2-16.
② 中国青年报.中共中央国务院关于深化医药卫生体制改革的意见[EB/OL].（2009-03-17）[2021-02-08]. http://zqb.cyol.com/content/2009-04/07/content_2611061.htm.
③ 黄晓鹏.我国医学信息学的产生与发展[J].现代情报，2006（02）：25-27.

统中的应用，达到基于开放工业标准对患者长期、完整健康记录进行交换和存取的目的。2009 年在中共中央、国务院发布的《医药卫生体制改革近期重点实施方案（2009—2011）》中规定，从 2009 年开始逐步在全国建立统一居民健康档案并实施规范管理，同年卫生部组织制定了《健康档案基本架构与数据标准》，这对于在区域范围医疗卫生机构之间实现临床信息交换和数据共享有推动意义，以期实现以电子健康档案和电子病历为基础的区域卫生协同。发展到现在，很多家大、中型医院已经建立了电子病历系统。

第三章　健康信息学教育

第一节　健康信息学教育核心技能

一、健康信息学教育的核心技能

要确定健康信息学的教育方向，首先就要了解健康信息学教育要求的核心技能标准。此前，许多著名信息学组织，如国际医学信息学协会、美国医学信息学协会等，已经制定了相关健康信息学教育课程应包含的专业能力标准，如表 3-1 所示。这些标准在美国医学信息学协会关于生物医学信息学的定义和该学科研究生教育的核心能力标准的白皮书公告的基础上，根据最新情况进行了完善和修正[1]。它展示了各个相关健康信息学组织为健康信息学教育制定的专业能力和课程要求标准，对健康信息学教育的发展方向具有重要的参考价值。

表 3-1　健康信息学相关专业能力和课程推荐

推荐机构	时间	名称	内容
国际医学信息学协会 IMIA（International Medical Informatics Association）	2000	Recommendations of IMIA on education in health and medical informatics	（1）BMHI 核心知识技能 （2）药物、健康、生物科学及健康信息系统 （3）信息学 / 计算机科学、数学、生物统计 （4）BMHI 及相关领域的选修模块

---

[1] KULIKOWSKI C A, SHORTLIFFE E H, CURRIE L M, ET AL.AMIA Board White Paper: Definition of Biomedical Informatics and Specification of Core Competencies for Graduate Education in The Discipline[J]. Journal of the American Medical Informatics Association, 2012, 19（6）: 931-938.

续表

推荐机构	时间	名称	内容
滑铁卢大学（加拿大安大略）Waterloo（Ontario, Canada）	2001	Pointing the Way: Competencies and Curricula in Health Informatics	个人交流技能、一般领域和健康领域的计算机技能、关键信息技术使用、通用健康系统相关技能、商业管理、信息管理、团队和人力资源管理、修正管理、策略和操作计划、信息技术的价值效用评估、生命循环技术和系统管理、采购、系统实现和融合、系统维护支持、系统广泛化和专业化发展、项目管理、教育和培训、提供服务、用户和过程的观测和评估、安全管理、信息和数据采集，等等
美国医学信息学协会教育委员会 AMIA Education Committee	2003	Competencies in Informatics	（1）学科范围 （2）理论和方法论 （3）技术途径 （4）人类和社会环境
澳大利亚健康信息学院 Australian College of Health Informatics	2004	Australian Health Informatics Educational Framework	（1）明确的健康信息学知识技能 （2）信息技术知识技能 （3）人和组织知识技能 （4）临床、医学和相关知识技能 （5）其他不同知识技能
美国医学信息学协会 10*10 项目 AMIA（American Medical Informatics Association）10*10	2005 至今	10*10 Curriculum and Competencies	临床决策支持、学习健康系统的数据标准、界面设计、大众健康的信息交换、跨专业健康信息学课程、急救医生的生物医学和健康信息学概述、生物医学和健康信息学概述、病人安全和健康信息技术、药物基因学原理、保健提供中的信息技术角色、术语学和标准，等等
医学图书馆协会 MLA（Medical Library Association）	2007	Health Information Science Knowledge and Skills	（1）信息服务 （2）信息管理 （3）教育和教育设计 （4）领导力和管理力 （5）实证性实践和研究 （6）健康信息专业水平
加拿大健康信息学协会 COACH（Canadian Health Informatics Association）	2007		加拿大健康系统、保健环境、临床和健康服务、信息管理、分析和评估、组织和行为管理、操作管理、信息技术、系统需求分析、系统设计、选择和采购、项目管理、实现支持和维护、系统测试和评估、隐私和安全、领导力和管理力

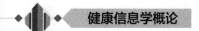

二、核心技能推荐共同点

根据表 3-1 中制定的健康信息学教育核心技能标准，可以从学科领域的角度总结出核心技能推荐的共同点。健康信息学教育的核心技能主要涉及信息学、生物医学、计算机科学、管理学、社会学和数学等学科领域，如表 3-2 所示。

表 3-2　健康信息学核心技能推荐共同点

学科领域	核心技能
信息学	健康数据和信息的存储、管理、使用、交互、分析、评估等
生物医学	医学和医疗服务提供、药学、基因学、医疗系统设计、临床护理技能等
计算机科学	计算机系统设计与整合、数据库技术、编程技术、通信技术等
管理学	商业管理、项目管理、人力资源管理等
社会学	行为研究等
数学	生物统计学、模型构造与建模、应用数学模型构造等

第二节　健康信息学教育院校概况

根据"美国新闻与世界报道"、QS 世界高校专业排名、英国 REF（Research Excellence Framework）排名和我国教育部学科评估结果，分别选取了美国 11 所、英国 7 所和我国 7 所相关高校的健康信息学课程情况进行调研，总结各国健康信息学教育概况。各国高校列表如表 3-3 所示：

表 3-3　各国高校列表

美国	英国	中国
肯塔基大学	伯明翰大学	北京大学
密歇根大学安娜堡分校	伦敦大学学院	武汉大学
北得克萨斯大学	布鲁内尔大学	人民大学
得克萨斯女子大学	伦敦国王学院	南开大学
俄勒冈健康科学大学	剑桥大学	中山大学
威斯康星大学麦迪逊分校	谢菲尔德大学	吉林大学
德雷塞尔大学	曼彻斯特大学	东北师范大学
匹兹堡大学		
伊利诺伊大学厄本那–香槟分校		
北卡罗来纳大学教堂山分校		
印第安纳大学		

健康信息学属于图书情报与档案专业、医学专业、计算机专业的交叉专业的子学科，因此，健康信息学相关课程主要设置在三个学院：图书情报学院、医学院、计算机学院。

一、美国

在调研的 11 所图书情报与档案专业发展较好的美国高校中，健康信息学相关课程在图书情报学院、医学院、计算机学院均有分布，设置模式比较多样，但以图书情报与档案专业为主导，图书情报与档案专业往往开设在硕士阶段。其中，在图书情报学院设置健康信息学相关课程的有：肯塔基大学的图书馆与信息科学学院[①]、密歇根大学安娜堡分校的信息学院[②]、北得克萨斯大学的图书馆与信息科学学部[③]、威斯康星大学麦迪逊分校的图书馆与信息科学学院[④]、匹兹堡大学的信息科学学院[⑤]、伊利诺伊大学厄本那—香槟分校的信息科学学院[⑥]、北卡罗来纳大学教堂山分校的信息和图书馆学学院[⑦]；在医学院设置相关课程的有：俄勒冈健康科学大学的医学院[⑧]、印第安纳大学的护理学院[⑨]、匹兹堡大学的健康康复科学学院[⑩]；在计算机学

[①] Library Science in College of Communication and Information School of Information Science, UKY[EB/OL].[2020-11-15].http：//ci.uky.edu/sis/libsci.

[②] Health Informatics in University of Michigan, a joint program of the School of Information and the School of Public Health[EB/OL].[2020-11-15].http：//healthinformatics.umich.edu.

[③] Information Management and Health Informatics minor in University of North Texas[EB/OL].[2020-11-15].http：//catalog.unt.edu/preview_program.php?catoid=20&poid=8026&returnto=2135.

[④] Information School in University of Wisconsin Madison[EB/OL].[2020-11-15].https：//guide.wisc.edu/graduate/information.

[⑤] Doctor of Philosophy in Library and Information Science in School of Computing and Information, University of Pittsburgh[EB/OL].[2020-11-15].http：//sci.pitt.edu/academics/doctoral/lis.

[⑥] School of Information Sciences, Illinois[EB/OL].[2020-11-15].https：//ischool.illinois.edu.

[⑦] Carolina Health Informatics Program, University of North Carolina at Chapel Hill [EB/OL].[2020-11-15].https：//chip.unc.edu.

[⑧] Department of Medical Informatics and Clinical Epidemiology, School of Medicine, OHSU[EB/OL].[2020-11-15].https：//www.ohsu.edu/school of medicine/medical-informatics-and-clinical-epidemiology.

[⑨] IU School of Nursing[EB/OL].[2020-11-15].https：//bulletins.iu.edu/iupui/2016 2017/schools/nursing/index.shtml.

[⑩] School of Health and Rehabilitation Sciences, University of Pittsburgh[EB/OL].[2020-11-15].https：//www.shrs.pitt.edu.

院设置相关课程的有：得克萨斯女子大学的数学与计算机科学学院[①]、德雷塞尔大学的信息技术与科学学院[②]。

上述高校学院均设置有健康信息学的相关学位或课程，主要有以下四种模式：(1) 仅设置相关课程，如威斯康星大学麦迪逊分校图书馆与信息科学学院在图书馆学理学硕士中设置了"数字健康"等课程，伊利诺伊大学厄本那—香槟分校信息科学学院在生物信息学理学硕士中设置了"全球健康信息学"等课程，印第安纳大学护理学院在护理学理学硕士、护理实习博士和护理信息学研究生证书中设置了"临床信息系统""护理信息学概论"等课程；(2) 设置相关研究方向和课程，如肯塔基大学图书馆与信息科学学院在图书馆学理学硕士中设置了健康信息的研究方向，并设置了"健康科学中的电子信息资源"等课程，匹兹堡大学信息科学学院在图书情报学哲学硕士中设置了健康信息行为与健康教育干预的研究方向，并设置了"健康科学资源和服务"等课程；(3) 设置相关辅修学位和课程，如北得克萨斯大学图书馆与信息科学学院设置信息管理与健康信息学本科辅修学位，并设置了"医学信息学"等课程，得克萨斯女子大学数学与计算机科学学院设置了健康信息学本科辅修学位，并设置了"大众健康和健康信息学趋势"等课程；(4) 设置相关主要学位或证书和课程，如密歇根大学安娜堡分校信息学院设置了健康信息学的硕士学位和研究生证书，并设置了"健康信息学研讨会"等课程，俄勒冈健康科学大学医学院设置了健康与临床信息学的硕博士学位和研究生证书，并设置了"生物医学和健康信息学导论"等课程，匹兹堡大学健康康复科学学院设置了健康信息管理学的学士学位，并设置了"健康信息和医疗保健系统简介"等课程，还设置了健康信息系统学的硕士学位并设置了"健康信息学评估方法"等课程，北卡罗来纳大学教堂山分校信息和图书馆学学院设置了健康信息学的博士学位，并设置了"实施健康信息学计划"等课程，还设置了生物医学与健康信息学的硕士学位并设置了"医疗保健信息学""公共健康信息学简介"等课程，德雷塞尔大学信息技术与科学学院设置了健康信息学的硕士学位和研究生辅修学位，并设置了"医疗保健信息学"等课程。

---

① Department of Mathematics and Computer Science in Texas Woman's University[EB/OL].[2020-11-15]. https://catalog.twu.edu/undergraduate/arts-sciences/mathematics-computer-science.

② College of Computing & Informatics, Drexel University[EB/OL].[2020-11-15].https://drexel.edu/cci.

除上述列举的隶属于信息学院的健康信息学系外，其他著名的、具有悠久历史的医学信息学系，很多是设在医学院里，例如哈佛大学、斯坦福大学、哥伦比亚大学、犹他大学、范德比尔特大学、华盛顿大学（西雅图）等。其中得克萨斯大学休斯敦健康中心的生物医学信息学院是全美唯一的学院级生物医学信息学机构。这些生物医学信息学系和学院也为培养全球健康信息学人才做出了长久而卓越的贡献。

二、英国

英国高校的健康信息学相关学位或课程在图书情报学院、计算机学院、医学院都有所涉及，但主要是设置在专门的健康信息学专业、院系或者研究所。在英国高校中，谢菲尔德大学在信息学院（Information School）[①]设置了健康信息学专业的远程硕士学位并设置了"健康信息分析"等相关课程；计算机学院中，布鲁内尔大学[②]在计算机科学项目（Computer Science Subject）里设置了医学信息学专业[③]的博士学位；剑桥大学医学遗传学系[④]设置了"医疗数据：信息学、创新性与商业化"课程。

此外，伯明翰大学[⑤]、伦敦大学学院[⑥]和伦敦国王学院[⑦]均设置了专门的健康信息学专业。伯明翰大学设置了健康信息学专业的继续教育学位；伦敦大学学院开设了健康信息学研究所（Institute of Health Informatics）[⑧]，并设置了健康信息学专业的硕士和博士学位；伦敦国王学院开设了专门的健康信息学院系（Biostatistics & Health Informatics）[⑨]，并设置了数据模型和健康信息学专业的博士学位。

① Information School, University of Sheffield[EB/OL].[2020-11-22].https://www.sheffield.ac.uk/is/index.
② Brunel University London[EB/OL].[2020-11-22].https://www.brunel.ac.uk.
③ Medical Informatics, Brunel University London[EB/OL].[2020-11-22].https://www.brunel.ac.uk/computer-science/research-and-phd-programmes/Intelligent-Data-Analysis/Medical-Informatics.
④ University of Cambridge[EB/OL].[2020-11-22].https://www.cam.ac.uk.
⑤ University of Birmingham[EB/OL].[2020-11-22].https://www.birmingham.ac.uk/index.aspx.
⑥ London's Global University[EB/OL].[2020-11-22].https://www.ucl.ac.uk.
⑦ Biostatistics & Health Informatics, King's College London[EB/OL].[2020-11-22].https://www.kcl.ac.uk/psychology-systems-sciences/about/departments/biostatistics-and-health-informatics.
⑧ Institute of Health Informatics-UCL-University College London[EB/OL].[2020-11-22].https://www.ucl.ac.uk/health-informatics.
⑨ Biostatistics & Health Informatics, King's College London[EB/OL].[2020-11-22].https://www.kcl.ac.uk/psychology-systems-sciences/about/departments/biostatistics-and-health-informatics.

我们注意到，英国高校健康信息学的教育模式主要是设置相关主要学位或证书和课程，并且大多数是博士学位。

表3-4　英国高校健康信息学专业开设情况

学校名称	专业名称	专业类型
伯明翰大学 University of Birmingham	健康信息和健康信息学 Health Information and Health Informatics	继续教育 Continuing Professional Development
伦敦大学学院 University College London	健康信息学 Health Informatics	硕士、博士专业 MSc/PhD
布鲁内尔大学 Brunel University London	医学信息学 Medical Informatics	博士专业 PhD
伦敦国王学院 King's College London	数据建模和健康信息学 Statistical Modelling & Health Informatics	博士专业 PhD
谢菲尔德大学 The University of Sheffield	健康信息学 Health Informatics	硕士专业（远程） MSc（distance learning）

三、中国

在7所国内高校中，健康信息学相关课程基本上是设置在图书情报学院，在计算机学院、医学院也有涉及。我们发现，中国高校在健康信息学方面的研究处于起步阶段，并呈现良好发展趋势。然而，整体来说该学科尚未成体系，师资力量亦匮乏。课程内容主要以介绍性概论为主，教材以自编讲义为主。

四、课程设置模式比较

美国、英国、中国高校由于在健康信息学领域的发展程度不同，所以在课程设置模式上具有较大的差异性。在课程设置上，美国开设了健康信息学相关课程，学科体系建设比较完善，而英国的学科体系未完全建立，但也开设了很多相关课程，我国虽处于起步的阶段，但健康信息学的发展也已逐步引起越来越多的重视。

在开设院系上，美国的健康信息学专业在图书情报学院、医学院、计算机学院均有分布，但以图书情报学院为主导，且图书情报与档案专业往往开设在硕士阶段。在调研的 11 所图书情报与档案专业发展较好的美国高校中，在图书情报学院设置健康信息学相关课程的有：肯塔基大学的图书馆与信息科学学院[①]、密歇根大学安娜堡分校的信息学院[②]、北得克萨斯大学的图书馆与信息科学学部[③]、威斯康星大学麦迪逊分校的图书馆与信息科学学院[④]、匹兹堡大学的信息科学学院[⑤]、伊利诺伊大学厄本那—香槟分校的信息科学学院[⑥]、北卡罗来纳大学教堂山分校的信息和图书馆学学院[⑦]；英国的健康信息学专业在图书情报学院、计算机学院、医学院都有涉及，但主要是设置在专门的健康信息学专业、院系或者研究所，在调研的英国高校中，只有谢菲尔德大学在信息学院（Information School）[⑧]设置了健康信息学专业的远程硕士学位并设置了"健康信息分析"等相关课程；我国的健康信息学专业在图书情报学院中进行了设置，在计算机学院、医学院中也有涉及。

在面向图书情报与档案专业学生的教育中，美国以硕士生教育为主，英国以硕士或者博士生教育为主，中国本科和研究生教育均有涉及。在师资力量上，美国最强，英国中等，中国则较为欠缺。就健康信息学的教材而言，目前英文教材较多，各国会根据自己的实际情况进行调整，例如自编讲义。由于美国的健康信息学学科体系建设相对比较完善，所以其课程内容设置更加全面、深入，相应专业毕业生就业前景广阔，英国市场也有一定需求，中国目前还没有建立直接对口的职业，但是事实证明，中国市场对这个职业的需求还是很大的。具体模式比较的内容如表 3-5

① Library Science in College of Communication and Information School of Information Science, UKY [EB/OL].[2020-11-22].http：//ci.uky.edu/sis/libsci.

② Health Informatics in University of Michigan, a joint program of the School of Information and the School of Public Health[EB/OL].[2020-11-22].http：//healthinformatics.umich.edu.

③ Information Management and Health Informatics minor in University of North Texas[EB/OL].[2020-11-22].http：//catalog.unt.edu/preview_program.php?catoid=20&poid=8026&returnto=2135.

④ Information School in University of Wisconsin Madison[EB/OL].[2020-11-22].https：//guide.wisc.edu/graduate/information.

⑤ Doctor of Philosophy in Library and Information Science in School of Computing and Information, University of Pittsburgh[EB/OL].[2020-11-22].http：//sci.pitt.edu/academics/doctoral/lis.

⑥ School of Information Sciences, Illinois[EB/OL].[2020-11-22].https：//ischool.illinois.edu.

⑦ Carolina Health Informatics Program, University of North Carolina at Chapel Hill [EB/OL].[2020-11-22].https：//chip.unc.edu.

⑧ Information School, University of Sheffield [EB/OL].[2020-11-22].https：//www.sheffield.ac.uk/is/index.

所示。

表 3-5　美国、英国、中国高校健康信息学课程设置模式比较

国家	开设院系	面向学生	师资力量
美国	LIS 医学院、计算机学院	硕士生为主	较多
英国	图书情报学院为主	博士生为主	中等
中国	图书情报学院为主	本科生、研究生	匮乏

第三节　健康信息学教育与职业资格认证

随着信息社会的飞速发展和经济水平的不断提高，人们更加关注健康问题，也对健康信息提出了越来越高的要求，社会对健康信息学专业人才的需求也越来越大。为了满足社会中健康信息职业领域的需求，根据"人职匹配"理论，健康信息学教育采用由职业资格认证来引导专业学位人才培养的方式，具有特定的职业指向性[1]。职业资格认证是对从事某一职业所必备的学识、技术和能力的基本要求。目前，国内外学者对健康信息职业尚未有统一、明确的定义界定，各国对健康信息学教育与职业资格认证制度也有所区别。

美国的职业资格认证体系较为成熟，职业资格认证有三种方式：认可（accreditation）、认证（certification）和许可（licensure）[2]。LIS 领域通常使用"认可"认证较多，在健康信息学领域的工作中还有"认证"的计划，美国医学图书馆协会的健康信息专业人员学会（Academy of Health Information Professionals，AHIP）和专业图书馆协会（Special Libraries Association，SLA）的管理学院（Management Institutes）均有设置。认可（accreditation）是一种高等教育机构自愿参加的评价制度，是在自评和同行评议的基础上的一种行为，旨在提高学术质量和承担对公众的责任。例如，美国图书馆协会下属的医学图书馆协会制定了自己的专业化的证书计划和指南：《医学图书馆员培训与认证标准》（Code for the Training and Certification

① 李娟，孙雪，王守清．专业学位研究生教育的外部质量评价体系的构建——以职业资格认证为导向 [J]．黑龙江高教研究，2010（11）：57-59.
② 初景利，李麟．美国图书馆员职业资格认证体系 [J]．国家图书馆学刊，2005（03）：29-35.

of Medical Librarians）（1949）。认证（certification）是用以证明某人具有某一方面的知识或技能的一种方式。认证既可以用于对某一职业的准入要求，也可以作为对职业成就的认可。认证计划要求掌握公认的知识和技能，并具有获取这些知识和技能的手段。认证可以根据其获得的文凭、通过的考试、参与实习、经历证明或其他形式的证明，以满足某种标准，也可以是上述要求的组合。许可（licensure）一般指有资格的权威机构发放的、准许在某些行业或职业岗位上工作或开展某些活动的许可证。

实施职业资格认证的机构中，除图书馆管理者职业资格认证是美国图书馆协会与联盟专业协会（ALA-Allied Professional Association，ALA-APA）实施全国通用的统一认证以外，其他类型图书馆员职业资格认证归各州或其协会负责[①]。行业协会、组织与机构承担着梳理各级各类职业岗位设置、岗位职责条件和标准的任务，凝练、细化各级各类职业资格认证所必要的知识点、职业能力和素养等要求，同时还负责对职业资格证书日常管理和评估，实现职业资格认证规范化和各项信息的公开化[②]。

国际医学信息学会（International Medical Informatics Association，IMIA）[③]为了支持 BMHI 领域的高质量教育项目，在全球范围内建立了高质量教育项目的认证服务。IMIA 承担着为 BMHI 认证订立基本要求的任务，并从国际参考的角度来判断认证的项目是否符合 IMIA 的基准。目前 IMIA 认可的本科和硕、博士教育项目共有 3 个。国际图书馆协会联合会（International Federation of Library Associations and Institutions，IFLA）[④]则没有提供相关的认可、认证或者许可。

在美国的健康信息学领域的行业协会、组织与机构中，美国健康信息学管理

---

① 魏春梅，盛小平 . 美国图书馆职业资格认证标准与实施制度分析 [J]. 图书情报工作，2013，57（24）：17-23.

② 李娟，孙雪，王守清 . 专业学位研究生教育的外部质量评价体系的构建——以职业资格认证为导向 [J]. 黑龙江高教研究，2010（11）：57-59.

③ Welcome to IMIA-IMIA[EB/OL].[2020-11-29].https://imia-medinfo.org/wp.

④ International Federation of Library Associations and Institutions（IFLA）[EB/OL].[2020-11-29]. https://www.ifla.org.

协会（American Health Information Management Association，AHIMA）[1][2] 提供了相关认可和认证。美国健康信息学管理协会的下属机构健康信息学和信息管理教育认证委员会（Commission on Accreditation for Health Informatics and Information Management Education，CAHIIM）开展的健康信息学教育项目认证是来自同行评审的专业教育项目认证，美国高等院校开设的健康信息学教育项目可自愿选择寻求CAHIIM 的评审。迄今全美共有 17 所大学的健康信息学教育项目通过了 CAHIIM 的认证。此外，AHIMA 的下属机构健康信息学和信息管理认证委员会（Commission on Certification for Health Informatics and Information Management，CCHIIM）负责建立健康信息学与信息管理从业人员初始认证和持续认证的标准，实施健康信息学与信息管理职业资格认证制度，并开设职业资格认证考试。CCHIIM 提供的职业认证包括两种健康信息学与信息管理类职业资格认证、三种编码类职业资格认证，以及注册健康数据分析师、注册文件改进师、医疗隐私与安全职业资格认证。

美国医学图书馆协会（Medical Library Association，MLA）[3] 亦提供相关认证。美国医学图书馆协会的同行评审专业发展和职业认可项目健康信息专业人员学会（Academy of Health Information Professionals，AHIP）是为医学图书馆员和其他健康信息专业人员提供的同行评议的认证和职业发展项目。AHIP 是健康信息专业人员唯一可获得的认证。

美国医学信息学协会（American Medical Informatics Association，AMIA）[4] 提供了相关认可和认证。AMIA 是 CAHIIM 的成员，支持组织健康信息学硕士学位课程认证标准。此外，AMIA 正在为从事或寻求从事高级水平的健康信息学专业人员设立认证（certification）。该认证是为没有资格进入临床信息学附属专业（Clinical Informatics Subspecialty）的所有应用健康信息学（Applied Health Informatics）专业人员开设的。2019 年 11 月，AMIA 成立了健康信息学认证委员会（Health Informatics Certification Commission），以确定和监督 AMIA 健康信息学认证（AMIA

① 陈旖旎，周晓英，岳丽欣 . 美国健康信息学教育认证对图书情报领域健康信息学教育的影响 [J]. 图书情报知识，2020（6）：77-87.
② AHIMA Home[EB/OL].[2020-11-29].https：//www.ahima.org.
③ MLA： Public Home Page[EB/OL].[2020-11-29].https：//www.mlanet.org.
④ AMIA: Informatics Professionals. Leading the Way[EB/OL].[2020-11-29].https：//www.amia.org.

Health Informatics Certification，AHIC）的计划。14 个成员委员会将负责资格（eligibility）审查，考试发展和再认证要求（recertification requirements）评审。

美国图书馆协会（American Library Association，ALA）[1]提供美国图书馆协会认可（ALA accreditation）。获得美国图书馆协会认可（ALA accreditation）的教育项目即代表它已经通过外部审查，并符合美国图书馆协会图书情报研究硕士项目（Master's Programs in Library and Information Studies）认可标准。有 28 个教育项目获得 ALA 的健康科学图书馆员 / 健康信息学（Health Sciences Librarianship/Health Informatics）的持续认可资格（Continued accreditation）。

在欧洲的健康信息学领域的行业协会、组织与机构中，欧洲医学信息学联盟（European Federation for Medical Informatics，EFMI）[2]提供了相关认可。Accreditation and Certification 委员会（AC2 Committee）为 EFMI 在欧洲建立了一个认可和认证流程，绘制了全欧洲与 BMHI 领域相关的所有学术课程。AC2 委员会创建一个在线目录，提供关于欧洲 BMHI 教育项目和课程的信息。这个教育联机目录包括本科和研究生层次的各种专业（例如，生物医学信息学、健康信息学、医学信息学、医学技术、生物信息学、生物医学工程等）。

英国计算机协会（British Computer Society, BCS）[3]也提供了相关认证。FEDIP（Federation for Informatics Professions）是英国所有信息专业人员唯一的公共注册机构，致力于通过先进的技术提供更好的健康和护理，通过与 BCS、CILIP、IHRIM、Socitm 和 UKCHIP 的合作，联合会将个人和组织聚集在一起，建立健康信息学的专业标准，并维护有经验的从业者的公共注册。有资格授予 FEDIP 的机构根据申请人在健康信息学领域的能力、知识和经验，为其成员提供四个级别的注册资格——执业医师、资深执业医师、高级执业医师、领先执业医师等。[4]

在国内的健康信息学领域的行业协会、组织与机构中，中国医药信息学会（China

① American Library Association: Awards, publishing, and conferences: ALA membership advocates to ensure access to information for all[EB/OL].[2020-11-29].http：//www.ala.org.
② EFMI: European Federation for Medical Informatics[EB/OL].[2020-11-29].https：//efmi.org.
③ BCS: The Chartered Institute for IT[EB/OL].[2020-11-29].https：//www.bcs.org.
④ About FEDIP—The register for informatics professionals[EB/OL].[2020-11-29].http：//fedip.org/about-fedip.

Medical Informatics Association，CMIA）[①]于 2007 年在全国展开"医药信息工程师"培训认证工作：参加"医药信息工程师高级研修班"培训，并通过"医药信息工程师"技术资格认证考试且成绩合格者，将获得中国电子学会颁发的"医药信息工程师"专业技术资格证书。

中国生物医学工程学会（Chinese Society of Biomedical Engineering，CSBME）[②]提供了相关认证。自 2016 年 7 月 28 日起，中国生物医学工程学会医学工程分会、中华医学会医学工程学分会、中国医师协会临床工程师分会三方联合发起临床医学注册工程师资质认证，并面向全国开展认证考试。[③]

综上，国际健康信息学领域的行业协会、组织与机构提供的职业资格认证情况总结如表 3-6 所示。

表 3-6　健康信息学行业协会、组织与机构提供的职业资格认证

行业协会、组织与机构		认可（accreditation）	认证（certification）	许可（licensure）
国际	国际医学信息学会（MIA）	有	无	无
	国际图书馆协会联合会（IFLA）	无	无	无
美国	美国健康信息学管理协会（AHIMA）	有	有	无
	美国医学图书馆协会（MLA）	无	有	无
	美国医学信息学协会（AMIA）	有	有	无
	美国国立卫生研究院（NIH）	无	无	有
	美国图书馆协会（ALA）	有	无	无
欧洲	欧洲医学信息学联盟（EFMI）	有	无	无
	英国计算机协会（BCS）	无	有	无

① 中国医药信息学会 [EB/OL].[2020-11-29].http：//www.cmia.info.
② 中国生物医学工程学会 [EB/OL].[2020-11-29].http：//www.csbme.org.
③ 临床医学注册工程师技能考试认证启动 [EB/OL].[2020-11-29].http：//www.cnmedical-edu.com/show/1/1780.html.

续表

行业协会、组织与机构	认可（accreditation）	认证（certification）	许可（licensure）
中国 中国医药信息学会（CMIA）	无	有	无
中国生物医学工程学会（CSBME）	无	有	无
中国图书馆学会（LSC）	无	无	无

由表3-6可知，美国健康信息学领域的职业资格认证制度相对更加完善，有较成熟的体系；欧洲、英国的职业资格认证制度也有较好的发展；国内健康信息学领域的职业资格认证制度尚有较大发展空间。

第四节 健康信息学与相关学科

一、健康信息学与社会学

随着人们对健康的关注以及各种消费者赋权运动的兴起，很多人主张消费者要能接触更多的健康信息且参与健康相关的决策，人们开始通过各种方式获得相关的健康信息[1]。因为大众传媒的兴起和Web2.0时代自媒体的发展，很多信息可以通过社交网络传播和获取，在健康信息的产生和传播中具有社会学方面的特征。而在健康信息行为方面，不同群体也具有人口学方面的差异化特征（比如基于性别、年龄等特征划分的不同组别其健康信息行为亦具有差异），在社会阶层上健康信息的传播速度和医疗保健服务的获取也是不完全平等的，社会结构性因素等在健康信息学发展及使用中的作用具有很大的研究价值。

二、健康信息学与心理学

由于受到个体认知特质等心理学因素的影响，人们的健康信息行为存在着一

---

① 李凤萍，喻国明．健康传播中社会结构性因素和信息渠道对知沟的交互作用研究——以对癌症信息的认知为例[J]．湖南师范大学社会科学学报，2019，48（4）：143-150．

定差异，要探究个体健康信息行为的特征和差异，对认知心理学方面的研究就十分必要。目前绝大多数网络用户的健康信息搜寻行为所处的环境是交互式的服务环境，交互过程中用户认知方面的特定需求对其行为有很大影响，因此探讨认知心理学相关理论在研究用户的健康信息搜寻、使用行为领域是有应用价值的[1]。

三、健康信息学与计算机科学

健康信息学是利用各种信息技术和计算机技术实现健康数据、信息和资源的检索、存储和加工的学科，它与计算机科学的发展是紧密相关的。健康信息技术很大程度上就是以计算机技术为支撑，在各种应用领域比如电子健康病历的发展、医学和健康知识的系统化、健康信息系统和医疗卫生保健系统的建设和改进都需要利用计算机技术，而新技术的兴起和发展也会给健康信息学的进一步发展带来更大的契机，也是健康信息技术需要关注的重点。

四、健康信息学与生物工程

生物工程技术在健康领域发挥着重大作用，其工程设计、实施、利用都能应用于人类的生命健康事业，例如：疾病诊断、基因治疗、细胞治疗等方面。生物工程技术在大健康产业中的应用主要是利用生物体及其组成成分作为生物反应器生产医药产品，或者利用生物技术改进或创新疾病的预防、诊断和治疗的技术方法[2]。这个学科在健康信息学中的临床研究、疾病诊断、药物开发、医疗保健等方面都有着重大的意义，健康信息学也需要利用这一学科知识以促进研究和应用领域的良好发展。

五、健康信息学与健康传播学

美国学者罗杰斯（Rogers）对健康传播的定义是：凡人类传播的类型涉及健康

① 郭喜红. 认知需求与交互过程中用户健康信息搜寻行为相关性研究 [D]. 长春：吉林大学，2014.
② 叶海峰. 2019 生物工程与大健康专刊序言 [J]. 生物工程学报，2019，35（12）：2211-2214.

的内容，就是健康传播[①]。健康传播是传递与健康有关的、影响人们态度和行为方式改变的知识，从而有效地达到预防疾病、提高国民生活质量和健康水准。可以说，健康传播学就是在传播领域对健康信息的传递做出研究，其中涉及人们的健康信息获取行为研究、在兴起的社交媒体网络中对健康信息传播现象研究，以及大众健康传播方式的研究等。健康信息学的发展同样也关注信息的存储和传播，在研究人们健康信息获取、传播等行为的时候两个学科是有交叉的。

六、健康信息学与畜牧、兽医科学

人类健康是受到畜禽健康影响的，基于此，很多研究者也将健康传播的关注点投入了畜牧兽医行业[②]。把关于畜禽的健康信息收集整理出来，将健康传播的理念应用在畜牧、兽医实践中，能为医生提供指导建议，对动物疫情进行控制。健康信息学的相关研究除了对人体健康信息本身的关注之外，还应对牲畜的健康信息数据进行收集，形成制度，以避免因为信息的不通畅增加人畜共患病的可能性。

七、健康信息学与宗教学

宗教与健康的关系是一个比较经典的议题，关于宗教对人体健康的影响有很多研究，宗教会对人的健康理念和用药就医行为等产生重要影响。此外有一些宗教对于信徒还会有一些临终关怀等服务措施，这与健康信息学关注的一些主题也是相关且有交叉的。

八、健康信息学与用户健康信息学

国际医学信息学会（IMIA）认为用户健康信息学（Consumer Health Informatics，CHI）是医学信息学的一个分支学科，它有助于弥合患者与健康信息

---

① ROGERS E M.The Field of Health Communication Today: The American Behavioral Scientist[J]. American Behavioral Scientist, 1994, 38（2）: 208.
② 阳戊玉，苏锡华. 健康传播在畜牧兽医实践中的应用分析 [J]. 中兽医学杂志，2019（03）: 88-89.

资源之间的鸿沟。美国医学信息学会（AMIA）认为 CHI 应关注的重点是以患者为中心的健康素养和消费者教育，通过使用基于互联网的策略和健康信息资源，实现让患者管理自身的健康。用户健康信息学是与公共卫生信息学相对的，把对于健康信息的收集、存储和传递的重点放在了消费者群体上，其目标是为消费者提供相关、准确、可获取和访问的健康信息，使得他们能做出更明智的健康决策。这是健康信息学对用户的关注，以期促进用户的健康信息素养、健康信息教育和推进患者赋权等，让用户能自觉地获取相关的健康信息，保障自身的知情权和决策参与权。

九、健康信息学与图书馆学、情报学

近年来，人们对健康需求愈加重视，同时医疗费用持续增长、互联网技术迅猛发展，越来越多的人都开始从更多途径获取健康信息，而在实现健康信息的可获得性、可靠性和价格合理这一社会背景下，美国的公共图书馆首先担任起了健康信息源的角色。20 世纪 80 年代末公共图书馆扩展了业务领域，开始为用户提供可靠的健康信息。图书馆作为健康信息源则需要对健康信息、知识进行收集、加工、存储和提供检索，而图书情报学也正可以关注并致力于解决信息与需求不匹配的情况。对于互联网产生的海量的健康信息，如何利用这些信息做出决策也是关乎公众健康、经济发展和社会和谐的重要课题，这也是传统的图书馆学、情报学研究领域内的相关主题。

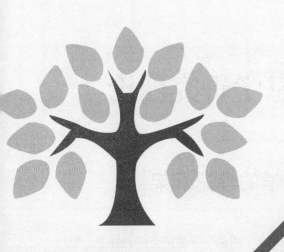

第二部分

理论与方法

第四章　健康信息学研究理论

第一节　健康信息学的理论框架

在研究健康信息学理论之前，我们需要先确定"理论"涵盖的范畴和标准。尼尔森（Nilsen）基于对应用科学理论的本质的理解，提出理论是指一套旨在构建我们对现实世界中现象的观察、理解和解释的分析原则，它必须是解释性的、预测性的、描述性的。他还根据起源和用途，确定了五类重要的理论、模型或框架：流程模型（process models）、决定因素框架（determinant frameworks）、经典理论（classic theories）、实施理论（implementation theories）和评估框架（evaluation frameworks）。培根（Bacon）曾经指出非理论经验主义者（untheoretical empiricists）与投机理性主义者（speculative rationalists）的区别，前者过于重视实证而轻理论，而后者重视理论而轻实证，培根建议两者的综合即"基于实证的理论"。培根的批评对健康信息学今天的发展仍然具有意义，即关注基于实证的理论。虽然健康信息学领域存在的大量基于理论的实证性研究可以为发展理论提供基础，但是文献中的健康信息学理论是隐性的，而不是显性的，常常需要去推断文献的理论贡献。因此，有必要从已有的实证研究中归纳和总结健康信息学理论。菲利普·司格特（Philip Scott）等在《健康信息学中的应用交叉学科理论》（*Applied Interdisciplinary Theory in Health Informatics*）一书中率先进行了这项探索工作[①]，整理了健康信息学领域实证研究中的理论，并通过健康信息学研究人员的研讨筛选出其中的关键理论。这是健康信息学理论领域具有开创性的成果。

《健康信息学中的应用交叉学科理论》中按照理论所属的领域是信息科学还是社会科学（AMIA 提出的健康信息学的两个基础领域），将其分为三个部分，并采

[①] SCOTT P, DE KEIZER N, GEORGIOU A. Applied Interdisciplinary Theory in Health Informatics: A Knowledge Base for Practitioners[M]. IOS Press, 2019.

用列举方法对这些理论进行介绍。任何一个学科的发展都需要一个完整的理论体系的支撑，完整的理论体系要求理论之间形成紧密的内在逻辑框架，每个理论位置清晰明确。健康信息学是一门具有很强应用性的学科，并以实现健康信息干预措施的目的为核心目标。健康信息学理论的应用机制均围绕着健康信息干预措施，或者重点应用于设计出具有特定功能、高质量的健康信息干预措施，或者重点应用于保障健康信息干预的成功实施，再或者重点应用于评估健康信息干预的效益。据此，得出一个基于理论应用的逻辑框架，如图4-1。

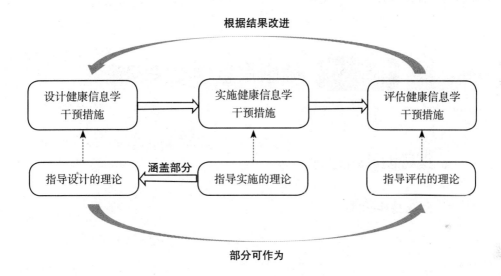

图4-1　健康信息学理论框架

在健康信息干预措施的技术开发周期中，主要分为三个阶段：第一阶段为设计阶段；第二阶段为实施阶段；第三阶段为评估阶段。根据评估结果对原有的干预措施进行改进，即重新回到设计阶段。与这三个阶段相对应，健康信息学理论可应用于指导设计、指导实施和指导评估。干预措施的顺利实施在技术设计阶段就应该加以考虑，因此指导实施的理论中涵盖了部分指导设计的理论。另外，部分指导设计的理论的原理是，通过理解健康信息干预措施成功或失败的决定因素，运用这些决定因素来设计干预措施。这些决定因素同时也可用来审查健康信息干预措施实施情况的各个方面，以评估健康信息干预措施。故部分指导设计的理论同样可作为指导评估的理论。

在这一基础理论框架上，我们可以进一步细化分类，使其形成更完善的体系。

以指导设计的理论为例，其内部还可以以设计目标为标准继续划分，分为开发具体功能、提高技术接受度和使用、提高技术安全性、使临床结果更加符合患者价值观、改善临床结果等不同类别。就其中以提高技术接受度和使用的理论而言，还可以以达成目标的方法为标准继续划分，分为从用户视角出发、从技术视角出发、从社会技术视角出发三种不同类别，以此类推拓展健康信息学理论框架。这一框架能够呈现健康信息学理论的逻辑联系，在实证研究中出现的理论，根据其应用价值，都可以以此方式纳入扩展的该理论框架中来。在下一节中将依照这一框架对健康信息学领域的重要理论进行介绍，并着重归纳理论在健康信息学中的应用价值。

第二节 健康信息学相关理论

一、指导设计的理论

（一）开发具体功能

广义系统理论（General System Theory，GST）[①]由生物学家卡尔·路德维希·贝塔朗菲（Karl Ludwig von Bertalanffy）提出[②]，由经济学家肯尼斯·博尔丁（Kenneth Boulding）发展出框架[③]。该理论尝试对"系统"进行一般定义——系统是指一个相互交互的组成部分的复杂体，这些组成部分共同具有一个组织整体的特征。该定义体现了三个原则：第一，系统的定义适用于所有学科；第二，系统的组成部分通常也是系统，即系统既可以被看作由层次系统组成，也可以被看作位于层次系统内部；第三，GST 强调组成部分之间的关系，而非只是组成部分本身。Karl Ludwig von

---

[①] JOHNSON O. General System Theory and the Use of Process Mining to Improve Care Pathways[M]// SCOTT P, DE KEIZER N, GEORGIOU A. Applied Interdisciplinary Theory in Health Informatics: A Knowledge Base for Practitioners. IOS Press, 2019: 11-22.

[②] VON BERTALANFFY L. An Outline of General System Theory[J]. British Journal for the Philosophy of Science, 1950: 134-165.

[③] BOULDING K E. General Systems Theory—The Skeleton of Science[J]. Management Science, 1956, 2（3）: 197-208.

Bertalanffy[①] 认为，与 GST 相适应的系统方法包括信息论、控制论、博弈论等。健康信息系统是计算机系统的一个特例，而 GTS 是各种系统方法的起点，包括系统工程、系统动力学、复杂性科学、学习性组织等[②]。系统思想本身和各种系统方法可以用于建模和定义、理解、改进健康信息系统。

（二）提高技术接受度和使用

1. 从用户角度出发

（1）活动理论

活动理论（Activity Theory，AT）[③] 最初基于维果茨基（Vygotski）的工作和文化历史信息学的研究，是将人类实践作为与个人层面以及社会层面同时联系的发展过程的理论框架[④⑤]。该框架使用包含情境的"活动"作为研究人类实践的基本单元，一个活动包括八个组成部分，相互之间为三角关系，如图 4-2。

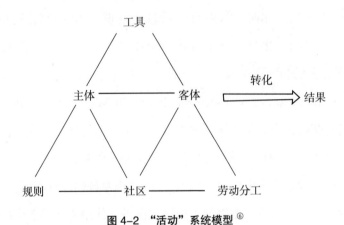

图 4-2 "活动"系统模型[⑥]

① VON BERTALANFFY L. General System Theory: Foundations, Development, Applications[M]. G. Braziller, 1968.

② SCOTT P, DE KEIZER N, GEORGIOU A. Applied Interdisciplinary Theory in Health Informatics: A Knowledge Base for Practitioners[M]. IOS Press, 2019.

③ GOOD A, OMISADE O. Linking Activity Theory with User Centred Design: A Human Computer Interaction Framework for the Design and Evaluation of mHealth Interventions[M]//SCOTT P, DE KEIZER N, GEORGIOU A. Applied Interdisciplinary Theory in Health Informatics: A Knowledge Base for Practitioners. IOS Press, 2019: 49-63.

④ VYOTSKY L. Mind in Society: The Development of Higher Psychological Processes[J]. 1978.

⑤ MWANZA D. Where Theory Meets Practice: A Case for an Activity Theory Based Methodology to Guide Computer System Design[J]. 2001.

⑥ ENGSTRÖM Y. Learning by Expanding: An Activity-theoretical Approach to Developmental Research[D]. Helsinki: Orienta-Konsultit Oy, 1987.

一个活动受其主体（个体或群体）和客体（目标）的限制，直接针对客体，由将客体转化为结果的需求所驱动。另外，主体和客体之间的关系是由工具来调节的，工具是执行活动的手段，可以使客体转化为结果。整个活动位于由一套规则进行管理的社区中，并且通过劳动分工进行组织。

随着近年来健康信息服务的发展，移动健康干预成为可能。一个可用的健康信息系统不仅要了解用户的基本需求，还要明确用户特征、任务、情境和偏好。用户对移动健康系统有不同的看法、理解和期望，这会影响他们与系统的交互方式，此外，人类活动直接受到社会、文化、历史背景的影响，这进一步增加了其复杂性[①]。解决这一问题的方法是使用理论工具，如活动理论。将 AT 应用于以用户为中心的设计框架中可以弥补将情境信息应用于用户需求时的问题。通过理解用户需求或理解实施成功或失败的决定因素，辅助设计移动健康系统。

（2）恶化沟通管理理论

当病人病情出现恶化时，需要得到及时的发现、治疗及转移到拥有更多病危者治疗经验的临床医生处，这个过程中出现失误和疏漏可能会危及患者的生命，因此护理患者的初级医生在其中扮演着至关重要的角色。恶化沟通管理理论（Deterioration Communication Management Theory，DCMT）[②]可以从初级医生的角度出发，通过揭示初级医生如何决策"是否就一个潜在的恶化病人进行沟通"的行为模式，以及初级医生是否转诊潜在恶化病人的主要障碍和促成因素，从而理解初级医生在信息系统中成功或失败的决定因素，进而改进系统的设计和实施。具体而言，影响沟通的因素包括：信息技术因素（如物理设备、使用方式等）会影响用户对系统可靠性和效率的感知；医生自身因素（背景、责任、经验等）会影响其对风险的感知；而感知风险和经验等因素会影响其沟通效率。

---

① SUJAN SAMUEL ROY J, NEUMANN W P, FELS D I. User Centered Design Methods and Their Application in Older Adult Community[C]//International Conference on Human Interface and the Management of Information. Springer, Cham, 2016: 462-472.

② LIANG J, WARREN J, ORR M, ET AL. Junior Doctor Communication Systems and the Deterioration Communication Management Theory[M]//SCOTT P, DE KEIZER N, GEORGIOU A. Applied Interdisciplinary Theory in Health Informatics: A Knowledge Base for Practitioners. IOS Press, 2019: 122-133.

（3）健康行为理论（Health Behaviour Theory）[①]

行为改变理论是旨在解释人类行为改变的机制，并利用这些机制来促进行为改变的理论[②]。著名的行为改变理论有：社会学习和社会认知理论（Social Learning and Social Cognitive Theories）、健康信念模型（Health Belief Model）、理性行为理论（Theory of Reasoned Action）、计划行为理论（Theory of Planned Behaviour）、理性行动方法（Reasoned Action Approach）、跨理论模型（Transtheoretical Model）。

社会学习和社会认知理论（Social Learning and Social Cognitive theories）假设人们通过认知因素、环境影响和行为之间的相互作用来学习。这种观察性学习有四个过程：注意力（attention）—观察模仿的行为、记忆（retention）—记住模仿的行为、再现（reproduction）—试图模仿行为、动机（motivation）—预测行为的后果。另外，强化（reinforcement）和自我控制（self-control）也在起作用。1986 年，该理论被扩展到社会认知理论（Social Cognitive Theory），这是一个关于人类动机和行为的广泛理论，在理论中，认知、环境、行为决定因素相互作用[③]。它包含了意图（intention）和深谋远虑（forethought）、自我调节（self-regulatory）、自我反思（self-reflective）机制。社会认知理论是关于行为的一般理论，而非特意针对健康行为改变的理论。但该理论是健康行为改变干预中最常用的理论之一，包括基于互联网的干预。该理论的缺点是忽略了情绪、神经学和生理学对行为的作用，例如，人们的行为常常随着年龄的增长而变化。

健康信念模型（Health Belief Model，HBM），是 20 世纪 50 年代，随着研究人员试图了解结核病筛查项目失败的原因而发展起来的。HBM 的目的是更好地理解人们会采取行动来预防、检查和诊断疾病的原因及其促进因素[④]。HBM 主要揭示影响健康行为的因素及因素间的关联。第一个因素是感知威胁（perceived threat），它

① MEDLOCK S, WYATT J C. Health Behaviour Theory in Health Informatics: Support for Positive Change[M]//SCOTT P, DE KEIZER N, GEORGIOU A. Applied Interdisciplinary Theory in Health Informatics: A Knowledge Base for Practitioners. IOS Press, 2019: 146-158.
② DAVIS R, CAMPBELL R, HILDON Z, ET AL. Theories of Behaviour and Behaviour Change Across the Social and Behavioural Sciences: A Scoping Review[J]. Health Psychology Review, 2015, 9（3）: 323-344.
③ BANDURA A. Social Cognitive Theory: An Agentic Perspective[J]. Annual Review of Psychology, 2001, 52（1）: 1-26.
④ ROSENSTOCK I M. Why People Use Health Services[J]. Milbank Memorial Fund Quarterly, 1966, 44（3）: 94-124.

由感知严重性（perceived seriousness）和感知易感性（perceived susceptibility）这两个因素共同决定的。第二个影响因素为感知有益性（perceived benefit），这与人们感知到的参与行为的障碍（perceived barriers）相互作用。第三个因素是自我效能（self-efficacy），即个体相信他们的行为可以产生预期的变化。所有这些变量都可能受到调节变量如年龄、社会规范的影响。此外，人们最终发生健康行为的决定是由一个线索引起的——导致行为改变的外部事件（cues to action）。健康信念模型虽是一个描述性模型，但也可用于设计健康行为干预措施。该模型的局限是仅关注个人选择，未明确社会影响和其他外部因素。该模型还假设人们的健康行为选择是经过深思熟虑的结果，而忽略了习惯等无意识的选择因素的影响。

理性行为理论由菲什宾（Fishbein）和阿杰森（Ajzen）于 1965 年提出，后扩展为计划行为理论。理性行为理论认为，行为意图（behavioural intention）可以通过个人对行为的态度（参与某种行为的意图，the intention to engage in a behaviour）和主观规范（感知的社会压力，perceived social pressure）来预测。对行为的态度是由对行为后果的信念和对这些后果的主观评价组成的。理性行为理论因促进了技术接受度模型（Technology Acceptance Model，TAM）的发展而在健康信息学领域闻名。理性行为理论在 1985 年被计划行为理论所取代。计划行为理论由 Ajzen 开发，通过增加感知行为控制（perceived behavioural control）来提高模型的预测准确性[1][2]。感知到的行为控制可以影响模型中的其他因素，包括实际执行的行为。与健康信念模型相类似，理性行为系列模型假设人们的行为都是有意识的过程，且意图直接导致行为，对于"无意识的行为"部分存在局限性。

总的来说，健康行为理论从用户的角度出发，通过理解影响用户行为改变的因素，从而根据用户需要设计个人健康行为干预措施的内容。

2. 从技术角度出发

（1）技术接受度模型

用户接受度通常是影响信息系统成功的关键因素，而技术接受度模型的目的就

---

① AJZEN I. The Theory of Planned Behavior[J]. Organizational Behavior and Human Decision Processes, 1991, 50（2）: 179-211.

② FISHBEIN M, AJZEN I. Predicting and Changing Behavior: The Reasoned Action Approach[M]. Psychology Press, 2011.

是更好理解影响用户接受度的因素。技术接受度模型（Technology Acceptance Model，TAM）是基于 Fishbein 和 Ajzen 的理性行为理论（Theory of Reasoned Action）[1]，由弗莱德·戴维斯（Fred D. Davis）发展出来的 [2][3]。TAM 假设两个特定的信念，感知有用性（perceived usefulness）和感知易用性（perceive ease of use），感知有用性是用户对系统对自己的工作有用的期望，感知易用性是用户对系统是否易于使用的期望，一般感知有用性会受到感知易用性的影响，易用性越高，有用性越高。这两种信念都是使用态度（attitude towards using）的决定因素，而这种使用态度是使用行为意图（behavioral intention to use）的决定因素，该行为意图可以解释为技术接受度（technology acceptance）。最后，系统的实际使用（actual system usage）由行为意图所决定。

（2）技术接受度和使用统一理论 [4]

技术接受度和使用统一理论（Unified Theory of Acceptance and Use of Technology，UTAUT）由文卡特什（Venkatesh）和（Davis）[5] 提出，目的是将众多可用的技术接受度模型综合为统一的模型。UTAUT 模型（如图 4-3）描述了关键变量：性能预期（performance expectancy）、努力预期（effort expectancy）、社会影响（social influence）、便利条件（facilitating conditions）。性能预期是用户对系统对自己的工作有用性的期望，对应 TAM 中的感知有用性；努力期望是用户对系统易于使用的期望，对应 TAM 中的感知易用性；社会影响是指用户认为重要的人认为自己应该使用系统的程度；便利条件是指用户认为组织和技术基础设施支持系统使用的程度。技术的使用行为意图，即接受度是由性能期望、努力期望、社会影响共同决定的，而技术的实际使用是由行为意图和便利条件所决定的。另外，性别（gender）、年龄（age）、经验（experience）和使用自愿性（voluntariness of use）对行为意图

① AJZEN I, FISHBEIN M. Attitude-behavior Relations: A Theoretical Analysis and Review of Empirical Research[J]. Psychological Bulletin, 1977, 84（5）: 888-918.

② DAVIS F D. A Technology Acceptance Model for Empirically Testing New End-User Information Systems: Theory and Results[D]. Massachusetts Institute of Technology, 1985.

③ DAVIS F D. Perceived Usefulness, Perceived Ease of Use, and User Acceptance of Information Technology[J]. MIS Quarterly, 1989: 319-340.

④ AMMENWERTH E. Technology Acceptance Models in Health Informatics: TAM and UTAUT[M]//SCOTT P, DE KEIZER N, GEORGIOU A. Applied Interdisciplinary Theory in Health Informatics: A Knowledge Base for Practitioners. IOS Press, 2019: 64-71.

⑤ VENKATESH V, MORRIS M G, DAVIS G B, ET AL. User Acceptance of Information Technology: Toward a Unified View[J]. MIS Quarterly, 2003: 425-478.

和实际使用亦具有调节作用。

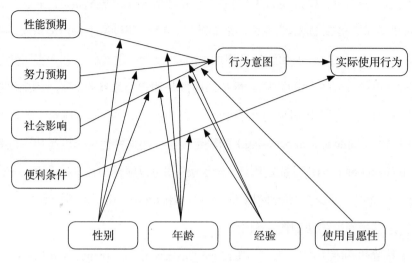

图 4-3　UTAUT 模型 [1]

TAM 和 UTAUT 从技术的角度出发，通过研究影响技术接受度和使用的因素，从而理解用户对健康信息技术的接受度，进而优化设计健康干预措施。同时它们也能用于预测健康干预措施的用户接受度。

3. 从社会技术角度出发

（1）分布式认知理论

分布式认知理论（Distributed Cognition Theory） [2] 是由埃德温·哈尼什（Edwin Hutchins）和他的同事提出的，他的书籍《旷野中的认知》（*Cognition in the Wild*） [3] 是该领域的重要著作。分布式认知理论认为，认知有三种主要的分布方式 [4]：第一，认知过程可能分布在一个社会群体的成员之间；第二，认知过程可能涉及内部和外部结构之间的协调；第三，认知过程可以在时间上分布，具体方式为早期事件可以

① VENKATESH V, MORRIS M G, DAVIS G B, ET AL. User Acceptance of Information Technology: Toward a Unified View[J]. MIS Quarterly, 2003: 425-478.

② FURNISS D, GARFIELD S, HUSSON F, ET AL. Distributed Cognition: Understanding Complex Sociotechnical Informatics[M]//SCOTT P, DE KEIZER N, GEORGIOU A. Applied Interdisciplinary Theory in Health Informatics: A Knowledge Base for Practitioners. IOS Press, 2019: 75-86.

③ HUTCHINS E. Cognition in the Wild[M]. MIT Press, 1995.

④ HOLLAN J, HUTCHINS E, KIRSH D. Distributed Cognition: Toward a New Foundation for Human-Computer Interaction Research[J]. ACM Transactions on Computer-Human Interaction (TOCHI), 2000, 7 (2): 174-196.

改变随后事件的性质。分布式认知强调个人的认知过程是如何延伸到环境中去的。这一理论从社会技术的角度出发，通过描述健康干预措施涉及的活动，从而理解健康信息干预措施成功或失败的决定因素，优化移动健康系统设计。

（2）行动者网络理论

行动者网络理论（Actor-Network Theory，ANT）[①]是由布鲁诺·拉图尔（Bruno Latour）、迈克尔·卡隆（Michael Callon）和约翰·劳（John Law）发展起来的。这一理论认为世界是由"行动者"组成的网络构成。行动者既包括人类，也包括非人类的存在，如物体和概念，行动者可以是任何事物，只要它具有对其他行动者施力或改变的能力[②]。这种能力并非物体本身固有，而是通过它们与网络中的其他物体、概念和人类行动者之间的关系而产生的，这种关系是不确定的。该理论将每个"行动者"视为一个单独的结点，而各个结点之间由通路连接成一个协调的网络，参与者之间遵循着平等的原则。学者往往通过基于 ANT 来研究网络、网络组件及其交互，探索如何实现网络的稳定、如何配置行动者以实现特定的组织目标等。ANT 从社会技术的角度出发，通过描述健康信息技术如何塑造社会过程，探索健康信息技术对人类行动的作用，诠释用户为什么接受或拒绝特定的技术，进而指导健康信息技术的设计。该理论被健康信息学专家应用于探索人工制品和技术在医疗情境中的作用。

（三）提高技术安全性

（1）集体正念理论

正念（mindfulness）是一种关注新信息、新意义和不同观点的状态[③]。高可靠性组织（high reliability organisations，HRO）是指在复杂性的高风险情况下却极少发生严重事故的组织。集体正念理论（Theory of Collective Mindfulness）[④]起源于对这些

---

① CRESSWELL K. Using Actor-network Theory to Study Health Information Technology Interventions[M]//SCOTT P, DE KEIZER N, GEORGIOU A. Applied Interdisciplinary Theory in Health Informatics: A Knowledge Base for Practitioners. IOS Press, 2019: 75-86.

② LATOUR B. Reassembling the Social: An Introduction to Actor-network-theory[M]. Oup Oxford, 2007.

③ LANGER E J. Mindfulness and Mindlessness[J]. The Production of Reality: Essays and Readings on Social Interaction, 1989: 153-157.

④ LICHTNERAB V, WESTBROOK J I. Collective Mindfulness and Processes of Sensemaking in Health IT Implementation[M]//SCOTT P, DE KEIZER N, GEORGIOU A. Applied Interdisciplinary Theory in Health Informatics: A Knowledge Base for Practitioners. IOS Press, 2019: 98-108.

HRO 的调查，①②③ 尝试解释 HRO 如何能够在高度复杂的环境中工作，同时确保极少发生重大错误。该理论的创始人包括卡尔·韦克（Karl Weick）、卡琳·罗伯茨（Karlene Roberts）、凯瑟琳·萨特克利夫（Kathleen Sutcliffe）以及 HRO 项目的其他成员。

集体正念是一种组织状态或者说工作方式，特征是提升组织的注意力，即组织中人们注意到独特的细节或情况并采取行动的可能性，包括五种预测和控制意外事件的集体认知过程 ④⑤ ：对失败的关注（preoccupation with failure）、拒绝简化解释（reluctance to simplify interpretations）、对操作的敏感性（sensitivity to operations）、对弹性的承诺（commitment to resilience）、对专业的尊重（deference to expertise）。其中，"对失败的关注"要求集体中的成员持续警惕错误发生的可能；"拒绝简化解释"表达的是不依赖于常识判断，而着眼于理解当下的情形；"对操作的敏感性"代表态势感知；"对弹性的承诺"强调加强意外应对能力；"对专业的尊重"则指向让具备更高专业水平的人处理问题，而不以级别或资历为标准。前三个过程维持了组织预测并应对意外事件的能力，后两个过程集中在意外事件导致事故或带来伤害之前，处理和控制意外事件。这些过程作为动态整体中的一部分相互关联，相互依赖，并通过反馈和学习进行维护。集体正念依赖于个人之间持续的信息共享、交流、互动，是一个集体意义构建的过程，在整个过程中，组织学习、扩展个人和组织的行动储备，并获得集体知识，这些知识将有助于应对未来的意外事件。

集体正念理论已经被应用于信息系统领域。在健康信息学中，集体正念理论通过审查健康技术实施的各个方面，从而理解健康信息干预措施成功或失败的决定因素，进而优化旨在提高安全性的健康信息干预措施的设计。这一理论补充了对技术成功或失败的静态和线性理解，将结果作为集体、复杂、动态的正念组织实践的成果。

① SUTCLIFFE K M, VOGUS T J. Organizing for Mindfulness[J]. The Wiley Blackwell Handbook of Mindfulness. Wiley Blackwell, Chichester, UK, 2014: 407-423.

② WEICK K E, SUTCLIFFE K M, Obstfled D. Organizing for High Reliability: Processes of Collective Mindfulness[J]. Research in Organizational Behaviour, 1999 (21): 81-123.

③ WEICK K E, ROBERTS K H. Collective Mind in Organizations: Heedful Interrelating on Flight Decks[J]. Administrative Science Quarterly, 1993: 357-381.

④ SUTCLIFFE K M, VOGUS T J. Organizing for Mindfulness[J]. The Wiley Blackwell Handbook of Mindfulness. Wiley Blackwell, Chichester, UK, 2014: 407-423.

⑤ WEICK K E, SUTCLIFFE K M, OBSTFLED D. Organizing for High Reliability: Processes of Collective Mindfulness[J]. Research in Organizational Behaviour, 1999 (21): 81-123.

（2）弹性健康保健

在设计和实施健康信息系统时，需要考虑临床医生和患者使用系统的安全性。弹性健康保健理论（Resilient Health Care，RHC）[①]是一种新的理解系统安全性的角度，从把安全性理解为没有事故发展到把安全性看作一个系统，在该系统中尽可能多的使事件进展顺利。RHC 有两种互补的安全性方法——Safety-I 和 Safety-II，两种方法根据系统的复杂性和可预测性选择使用。Safety-I 主要适用于线性系统，是一种对误差进行最小化的有效方法。线性系统的特征是边界固定且可定义，局部问题可以独立于系统来解决。而 Safety-II 则更适用于复杂系统。在复杂系统中，局部环境和系统之间有显著的相互作用，边界没有被明确定义。因此，Safety-I 思维是着眼于"误差"，而 Safety-II 思维则是正向理解"事情为何进展顺利"，并利用这些信息来提高进展顺利的事件数量。

在设计健康信息系统的过程中，保证患者和医生的安全性相当重要。RHC 能够作为一个决定因素框架，通过理解日常工作中的正常变化如何影响健康信息干预措施的实施，从而在设计健康信息干预措施时考虑日常工作的变化如何导致期望和不期望的后果，帮助设计健康信息干预措施以帮助组织应对意外事件。

（四）使临床结果更加符合患者价值观

提升框架（Boosting Framework）[②]理论的核心是假设人们的认知过程会适应经验，并且他们可以迅速学会克服潜在的错误。换句话说，提升框架基于乐观的观点，即人们有能力学习新的观点和技能。提升框架试图描述如何培养人们做出选择的能力，其愿景是让个人具备能力，让他们在面临难题时能够做出明智的选择。提升可以采取多种形式，例如简单地提供信息、使信息更容易理解等策略、帮助澄清决策方案的价值的工具、自我管理技能培训等。

[①] CLAY-WILLIAMS R, BRAITHWAITE J. Resilient Health Care: A Determinant Framework for Understanding Variation in Everyday Work and Designing Sustainable Digital Health Systems[M]//SCOTT P, DE KEIZER N, GEORGIOU A. Applied Interdisciplinary Theory in Health Informatics: A Knowledge Base for Practitioners. IOS Press, 2019: 134-145.

[②] DE VRIES M, JANSEN J, VAN WEERT J, ET AL. Fostering Shared Decision Making with Health Informatics Interventions Based on the Boosting Framework[M]//SCOTT P, DE KEIZER N, GEORGIOU A. Applied Interdisciplinary Theory in Health Informatics: A Knowledge Base for Practitioners. IOS Press, 2019: 109-121.

随着当代医疗水平的发展，公民健康意识的提升，人们不再仅仅依赖于传统的医生和医院系统，公众开始更多地关注自身在健康干预中的角色，积极参与医疗决策、进行自我健康管理。这就引出了共享决策的概念。共享决策（Shared Decision Making，SDM）是指患者和他／她的医疗服务提供者交换信息并做出健康选择的联合决策过程①。在共同决策的过程中，医疗服务提供者可以提供有关疾病、适合病人的医疗选择、选项的优缺点等专业知识，而患者可以提供有关自身的特殊情况、个人价值观、生活目标等知识，其理念被称为"以病人为中心的护理的巅峰"②。

在共享决策的实施过程中，以使用推荐或者提升方法来改善个人健康选择。推荐适用于客观上有最佳选择的情况（如戒烟），而提升更适合个人医疗选择，因为该情况下"最佳选择"只能根据医生的专业知识和患者的生存知识来主观确定。赫特维希（Hertwig）和他的同事③在健康信息学研究中引入了提升框架（Boosting Framework），在健康信息学中应用提升框架，可以明确人们需要什么样的能力来做出符合自己价值观的个人健康选择，以及相应的健康信息干预措施以期培养这些能力，从而指导健康信息干预措施的设计。

（五）改善临床结果

卡弗（Carver）和沙因（Scheier）所提出的控制理论（Control Theory, CT）④是理解自我调节主体（self-regulating agents）（可能是人类或者人工制品）的行为的方法⑤⑥。

CT 的核心部分是一个负反馈回路（negative feedback loop），如图 4-4。其作用是减少感知到的当前状态与参考值（reference value）即目标状态之间的差异。通过

① CHARLES C, GAFNI A, WHELAN T. Shared Decision-making in the Medical Encounter: What Does it Mean? (or it Takes at Least Two to Tango)[J]. Social Science & Medicine, 1997, 44（5）: 681-692.

② BARRY M J, EDGMAN-LEVITAN S. Shared Decision Making—Pinnacle of Patient-centered Care. New England Journal of Medicine, 2012, 366（9）: 780-781.

③ HERTWIG R, GRÜNE-YANOFF T. Nudging and Boosting: Steering or Empowering Good Decisions[J]. Perspectives on Psychological Science, 2017, 12（6）: 973-986.

④ GUDE W T, PEEK N. Control Theory to Design and Evaluate Audit and Feedback Interventions [M]// SCOTT P, DE KEIZER N, GEORGIOU A. Applied Interdisciplinary Theory in Health Informatics: A Knowledge Base for Practitioners. IOS Press, 2019: 159-170.

⑤ CARVER C S, SCHEIER M F. Control Theory: A Useful Conceptual Framework for Personality-Social, Clinical, and Health Psychology[J]. Psychological Bulletin, 1982, 92（1）: 111-135.

⑥ WIENER N. Cybernetics: Control and Communication in the Animal and the Machine[M]. Cambridge, MA: MIT Press, 1948.

比较器（comparator）对输入函数（input function）产生的感知值（perception）与参考值（reference value）进行比较。如果观察到两个值之间存在差异，即通过执行一个行为（输出函数，output function）来减少这种差异。这种行为通常不会直接抵消这种差异，但会对主体的环境产生影响（effect on environment）。这将导致不同的状态，而这种状态又由输入函数获取并与参考值进行比较。如此循环，构成一个控制闭环，其目标是尽量减少与参考值之间的差异。负反馈回路通过以层次结构的方式组织，这样就有了上级和下级系统。每个负反馈回路都包括上级目标（在层次结构的高端）或下级（在层次结构的低端）目标。上层目标往往比较抽象，下层目标往往比较具体。实现下级目标是实现上级目标的必要条件，上级系统通过改变下级系统的参考值发挥作用，也就是说，上级系统的输出为下级系统设定了参考值。随着下级系统的执行，两个系统都朝着减少差异的方向发展。尽管负反馈回路本身相对简单，但是层次结构允许它在机械、生物和行为世界中对复杂的系统进行建模。

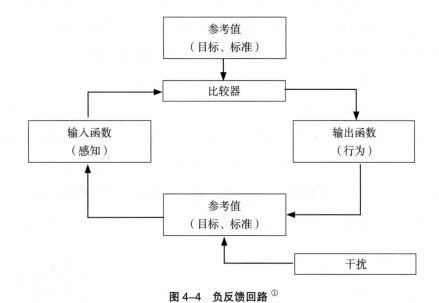

图 4-4 负反馈回路 [1]

虽然健康信息学领域的研究通常以负反馈回路的原理为基础。例如设计干预

---

[1] CARVER C S, SCHEIER M F. Control Theory: A Useful Conceptual Framework for Personality-Social, Clinical, and Health Psychology[J]. Psychological Bulletin, 1982, 92（1）: 111-135.

措施的开发人员不会有意识地使用负反馈回路，但负反馈回路会在他们的干预中默认发挥作用；评估干预措施的研究通常会假设一个负反馈回路。CT 在 HI 中的主要使用领域是审计和反馈（Audit and Feedback，A&F），这一理论通过综合医疗服务中的 A&F 干预的基本机制，从而理解 A&F 干预成功和失败的决定因素，产生反馈机制如何在实践中工作的假设，进而指导设计 A&F 干预措施。

二、指导实施的理论

标准化过程理论（Normalization Process Theory，NPT）[1] 侧重于行动（个人或社会）以及行为的形成过程。NPT 认为系统实施包括：一致性（coherence）、认知参与（cognitive participation）、集体行动（collective action）和反射性监控（reflexive monitoring）。"一致性"是指"当面临将实践操作流程化时，个人和集体所做的努力"[2]，侧重于理解层面，人们需要事先对操作拥有充分的理解和认识，确保概念与实践相一致。"认知参与"是指"人们围绕一项新技术或复杂干预而确立的实践的相关步骤"[3]。把这两个过程结合来看，首先需要参与者的全面理解，其次参与者利需要利用这种理解来建立支持实施的责任和分工，以确保干预措施的成功。在这之后，就进入了实施环节，具体过程中通常以"集体行动"作为操作形式。完成后，仍需要考虑针对整个项目的评价、反馈与改进工作。"反射性监控"指评估干预是否成功、分析其对工作关系和个人实践的影响，从而对干预进行改进和重新配置。这四个构件存在一个先后的逻辑顺序，从准备（包括认知准备、组织工作准备）到实施再到评估。在实际的执行过程中，四个构件不一定严格以线性次序进行，而是根据具体情况进行调整和修改。就健康信息领域的应用而言，NPT 通过确定、

① BRACHER M, MAY C R. Implementing and Embedding Health Informatics Systems- Understanding Organizational Behaviour Change Using Normalization Process Theory（NPT)[M]//SCOTT P, DE KEIZER N, GEORGIOU A. Applied Interdisciplinary Theory in Health Informatics: A Knowledge Base for Practitioners. IOS Press, 2019: 159-170.

② MAY C, RAPLEY T, MAIR F S, ET AL. Normalization Process Theory On-line Users' Manual, Toolkit and NoMAD Instrument[J]. Normalization Process Theory, 2015.

③ MAY C, FINCH T. Implementing, Embedding, and Integrating Practices: An Outline of Normalization Process Theory[J]. Sociology, 2009, 43（3）: 535-554.

描述和解释影响实证研究中实施进程和结果的机制，从而对健康信息技术的实施进行前瞻性规划、评估。

三、指导评估的理论

信息价值链理论（Information Value Chain Theory）[1]提供了一种检测信息技术使用收益的机制，从而为信息系统的评价提供了方法。该理论以经典决策科学（Classical Decision Science）为基础，使用其中的度量指标（如效用），通过排序度量结果，分析信息技术实施成功与否及其原因。这一理论包括如下步骤：

首先，要确定从用户交互延伸到临床的整条信息价值链的各阶段。当用户使用健康信息系统时，就与之产生了交互行为，用户会从交互中接收到信息，并根据这些信息改变自身决策，并应用于实际的医疗、护理过程，最终影响患者的临床结果，这便是一条完整的信息价值链，如图4-5。

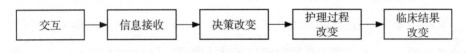

交互 → 信息接收 → 决策改变 → 护理过程改变 → 临床结果改变

图4-5 从用户交互到临床后果的价值链[2]

其次，使用经典决策理论的度量指标，来评估不同阶段的信息价值。经典决策理论提供了一种理论上可靠的方法来量化信息的价值。信息价值（Value of Information，VOI）被定义为在做决策之前对接收的信息所感知的价值，即坚持当前状态的价值和受信息影响进行决策的价值之间的区别。例如，两种治疗会对同一个患者产生不同的临床后果，对于某一种后果的偏好可以用效用（utility）"u"来表示，该后果的概率用（probability）"p"来表示，则该治疗的预期效用（expected utility）"e"，即为u与p的乘积，而VOI即为不同治疗选择的期望效用的差值。为了让接收的信息有价值，这些信息必须在某种程度上是可操作的，也就是说，信息仅仅提

[1] COIERA E. Assessing Technology Success and Failure Using Information Value Chain Theory[M]//SCOTT P, DE KEIZER N, GEORGIOU A. Applied Interdisciplinary Theory in Health Informatics: A Knowledge Base for Practitioners. IOS Press, 2019: 35-48.

[2] COIERA E. Guide to Health Informatics[M]. 3rd ed. London: CRC Press, 2015.

供决策支持是不够的，决策必须在现实世界中触发新行为，如果行为带来了收益，则 VOI 为正，若行为带来了风险，则 VOI 为负。当接收的信息不会改变决策或者决策结果的时候，VOI 为零。

然后，可以根据信息价值链量化事件的数量和价值，得到每一阶段的预期效用。最后，综合每一阶段的预期效用，会得到系统的预期效用。可以根据信息价值链的不同阶段来计算系统的预期效用，预期效用在不同阶段的取值是不同的。信息价值链理论有助于评估健康信息干预措施的具体效益，从而理解干预措施成功或失败的决定因素，进而帮助优化健康信息干预措施。

四、健康信息学理论框架讨论

健康信息学的理论基础还有待完善和进一步系统化、体系化，从而促进健康信息学理论的进一步发展，优化对健康信息干预实践亦有重要的指导作用。

（1）在其他领域中继续进行理论探索

健康信息学理论还有其他相关的领域：CPOE 实施理论（Theory of CPOE Implementation）、电子病历系统的社会学设计理论（Theory of Sociological Design of EHRs）、计算诊断支持理论（Theory of Computational Diagnostic Support）、临床交流模式理论（Theory of Clinical Communication Patterns）、医疗协议采用理论（Theory of Healthcare Protocol Adoption）、系统评价理论（Theory of Systemic Evaluation）、个人控制电子健康档案理论（Theory of Personally Controlled Electronic Health Records）等。此外，鉴于信息学在这些领域的重要作用，精准医学（Precision Medicine）、学习健康系统（Learning Health System）和应用科学（Implementation Science）的聚合范式也能够为理论发展提供基础。

（2）提倡重复研究

健康信息学中一般是基于特定案例的研究，重复的研究较为匮乏，从而减少了理论概括的可能性。在多种情境中检验预期原则的适用性，并且将检验结果与学界和产业界进行分享，更有助于鼓励采用有用原则而放弃无用原则。

（3）制定理论标准

需要制定标准来选择相关理论以及评估理论的质量。研究人员应该明确说明研究中选择理论的标准，这样才能在健康信息学领域激起思考[①]。

（4）探究其他理论来源

研究表明除了文献之外，会议、政策、专业标准、社区邮件、博客、社交网站、专家未发表的观点等都是可能的理论来源[②]。

---

① SCOTT P J, DE KEIZER N F, GEORGIOU A. Reflecting and Looking to the Future: What is the Research Agenda for Theory in Health Informatics? [M]//SCOTT P, DE KEIZER N, GEORGIOU A. Applied Interdisciplinary Theory in Health Informatics: A Knowledge Base for Practitioners. IOS Press, 2019: 205-218.

② SCOTT P, BRIGGS J, WYATT J, ET AL. How Important is Theory in Health Informatics? A Survey of UK Academics[M]//User Centred Networked Health Care. IOS Press, 2011: 223-227.

第五章 健康信息学研究方法

第一节 介绍

一、什么是研究

研究的定义是系统性地对材料及其来源进行调研，以建立事物的本真并得到新的结论。所以研究的重要特点之一就是系统性，其本质与随机性、偶发性相对立；研究的目的是找到真相，发现事实，并由此得出新的结论。这是关于研究的广博的定义。研究活动可以应用在不同领域和学科中，所以研究可以更有针对性、特异性。

二、为什么要进行研究活动

奥茨（Oates）在其《信息系统和计算研究》（*Researching information systems and computing*）一书中将常见的进行研究活动的目的归纳为：发现新的知识，解决实际问题，还原事件发生的真相，为实践提供可依循的证据，更明晰地理解个体和我们所处的世界，进行预测、计划和控制将来的事件，为他人的健康和福利，自我的需求（例如，追寻更高的学位或治愈自身疾病），验证或推翻一个理论，探寻更好（改进）的方法，理解他人的观点，为激发其他研究人员更多的兴趣，等等[1]。

三、研究活动的产品

常见的研究成果或结果或最终产品包括：新的或改进的产品，新的理论，对

---

[1] Oates B J. Researching Information Systems and Computing[M]. London: Sage publications, 2005.

存在理论的新的解释，新的或者改进的研究工具或技术，新的或提高的模型，对某一现象的深入研究，对新的领域、主题的探索，关键环节的分析（例如，对于系统开发方法的严格审查），以及其他未预知的结果。其他的研究活动产品也包括：发表的同行评议的文章、书籍、技术报告、专利、学位论文，等等。

通常研究活动，尤其是大型、原创性、学术研究活动大都经过缜密的计划安排，然而科学研究之美存在于两方面：其一，根据已有知识和研究目标制订、执行研究计划以达到研究目标（必然之美）；其二，在执行研究计划的过程中往往会有意想不到的发现，而这样的发现往往又启发了未来的研究方向、为未来的研究项目提供了重要的指引（偶然之美）。因此，在研究计划执行的过程中保持开放的心态，仔细观察，认真对待研究过程中出现的所有现象和结果对于成就偶然之美至关重要。

四、研究活动的常见过程

研究活动通常始于一个或数个想法（Idea，步骤一）。想法可能起源于工作或生活中观察到的现象，长期研究某个领域积累的研究问题、提出的假说，或者综合经验、阅读、讨论提出的新的问题。学术研究活动通常会基于提出的想法设立正式研究问题（步骤二）或者计划要验证或推翻的假说。然后根据研究问题，文献综述结果，允许的时间和可供调配的资源，确立研究计划，研究希望达到的目标，研究范围，研究小组成员，具体研究方案、步骤，具体数据收集方法（即执行研究计划）、数据储存计划、数据管理计划、数据使用计划、结果分析，以及研究结果发表或交流计划。在具体执行过程中，尤其是对于原创性研究活动，这几个步骤通常不是线性地一步步地执行，而是不断地循环往复，在此循环往复的过程中不断地有修正，正所谓螺旋式上升从点 A 到点 B，而非一条直线连接两点。图 5-1 是常见研究活动包括的主要过程。

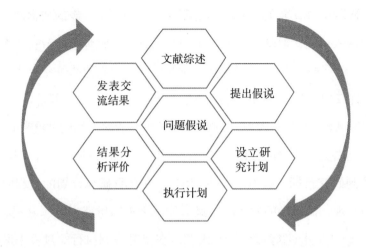

图 5-1　常见学术研究活动的主要流程（通常始于问题，通过研究过程，找到答案并发现新的问题）

第二节　相关理论

一、研究方法

研究方法对于任何一个学科的确立和发展都是重要的基石，在健康信息学中研究方法对于研究结果起着决定性的作用。正确的研究方法、缜密的研究计划，以及对研究计划的严格执行是决定研究项目质量的重要因素。研究方法对于立项、准备研究计划、执行研究计划、评价研究结果都会产生根本性的指导作用或影响。

虽然健康信息学研究也是学术研究的一种，但是健康信息学是介于计算机科学、信息科学、医学、社会学以及行为学的交叉学科；因此其研究方法集众家之长，每一个具体研究项目并不一定完全遵循于传统的研究活动流程。

二、研究方法的分类

按照不同的分类标准，研究方法可以被分成不同的分支，例如最常见的分类：定性研究方法和定量研究方法。其他研究方法包括（不限于）系统评价，软件用户体验评价，软件有效性评价，对已收集数据的二次分析，随机对照双盲试验测试新的用（例如 App）等。

定性研究方法可以用于回答是否问题以及受访者的主观感受及经验。定性研究方法包括一些具体的实例：问卷调查（Survey）[①]（根据具体问题，例如开放性问题或闭合性问题和调查范围、规模，问卷调查可能隶属于定性研究方法或定量研究方法），个体访谈（Interview）、小组访问（Focus Group）、观察（Observation）、实例报告（Case Study）、民族志（Ethnography）、德尔菲法（Delphi），修订德尔菲法（Modified Delphi）。定性研究方法在社会学、心理学、行为学、市场学、政治学等学科中有广泛应用。在健康信息学中，定性研究方法常应用于分析和收集信息需求，以及软件或系统用户友好性（Usability）和有效性（Utility）的研究中。

定量研究方法是用于回答量化指标的问题，比如一个软件提高了效率，那么其具体量化值是多少；如果一个系统的应用降低了某疾病的发病率，那么其具体量化值是多少。定量研究方法包括实验（不同实验设计：如随机对照双盲实验、对照试验、横断面研究、时间序列分析）收集数据、量化数据分析（包括新收集的数据分析和现存数据的二次分析、使用）、数据挖掘等。定量研究方法在实验科学中有广泛应用，例如，化学、物理学、生物学、临床试验、经济学等。在健康信息学中定量研究方法常应用于系统评价、应用软件评价与比较。需要注意的一点是在这些系统和应用软件的评价中通常也包括定性研究元素，例如用户体验问卷或访谈。

健康信息学不同于传统的社会科学，也不同于传统的实验科学。健康信息学是介于实验科学和社会科学之间的一个新兴的交叉学科。在研究方法的选用中其交叉本质尤其明显。在健康信息学中，人类用户决定了其社会学的属性；同时新的系统、软件及应用又是实验科学的范畴。在现实世界中，为了回答复杂的问题，很多健康信息学研究项目，通常既包含定性研究方法又包含定量研究方法。有的研究者称这种研究方法为混合型研究方法（Mixed Methods）。

[①] KELLEY-QUON L I. Surveys: Merging Qualitative and Quantitative Research Methods[C]//Seminars in Pediatric Surgery.WB Saunders, 2018, 27（6）: 361-366.

第三节 研究方法简介

一、定性研究方法在健康信息学中的应用

（一）通过问卷的调查

虽然问卷（Questionnaire）和调查（Survey）常常被混淆使用，但是究其本质这两者有根本的区别。调查是一种研究方法，问卷作为一种测量工具、数据收集工具则常常被作为调查所用的工具。调查的具体方法绝不仅限于问卷，还包括个体访谈，观察、文档（档案）研究。例如，关于某个主题文献的调查，可以用到问卷，但是主要方法还是关于发表的文献的搜索、检查、评价、总结和归纳[1]。问卷包括具体的问题、备选答案、内容；调查包括具体的问题，也包括问卷设计、发布、结果收集、结果分析。

问卷作为测量工具，其开发、验证（Validation）、内部可靠性（Internal Validity）验证、外部可靠性（External Validity）验证、问卷内容的有效性验证都是有效调查的必须保障。已经存在的、已经过验证的并得到广泛应用的问卷可以直接用于相关的研究活动中。例如，SUS（Systematic Usability Scales）是标准的用户界面友好性问卷[2][3]。SUS被证明是一个可靠的测量信息技术工具用户满意度的工具，也是目前存在比较成熟的、关于如何理解和应用SUS评分的比较和阐释[4][5][6]。PHQ-9（Patient Health Questionanire）是标准的、经过验证的、广泛使用的关于测评病人抑郁状况的问卷[7]。最近的一篇综述中比较全面地总结了简短、免费并经过验证的病人精神

① OATES B J. Researching Information Systems and Computing[M]. London: Sage Publications, 2005.
② BROOKE J. SUS—A Quick and Dirty Usability Scale[J]. Usability Evaluation in Industry, 1996, 189（194）: 4-7.
③ BROOKE J. SUS: A Retrospective[J]. Journal of Usability Studies, 2013. 8（2）: 29-40.
④ BANGOR A, KORTUM P, MILLER J. Determining What Individual SUS Scores Mean: Adding an Adjective Rating Scale. Journal of Usability Studies, 2009, 4（3）: 114-123.
⑤ US General Services Administration. Usability.gov: System Usability Scale（SUS）. [EB/OL][2020-11-06]. https://www.usability.gov/how-to-and-tools/methods/system-usability-scale.html.
⑥ SAURO, J. 5 ways to interpret a SUS score [EB/OL].（2018-09-19）[2020-11-06]. https://measuringu.com/interpret-sus-score.
⑦ KROENKE K, SPITZER R L, WILLIAMS J B W. The PHQ-9: Validity of a Brief Depression Severity Measure[J]. Journal of General Internal Medicine, 2001, 16（9）: 606-613.

状态的问卷工具，是一个很有用的精神卫生方面的问卷资源[①]。

传统而言，问卷通常可以分为纸质版和电子版。纸质问卷通常通过面对面分发或邮政系统分发；电子版问卷通常通过电子邮件、二维码、订阅新闻发布、论坛帖子、或者短信息邀请等方式分发。常用英文问卷开发、分散平台包括 Qualtrics 和 Survey Monkey。这两个收费的商业工具都具有非常友好、直观的用户界面，基本功能（例如结构性问题，包括 7 分制或 5 分制的李克特量表（Likert Scale）的预设答案；非结构性问题、是否问题、排序问题，或者有连续性 0~10 的评分问题，问题之间基本的显示逻辑）的使用几乎不需要太多培训。这两个工具被广泛地应用于各种问卷的开发和分散中，从教学评价、市场调查到用户界面友好性分析。尽管这两个工具内部有机制保障问卷及其答案基本的逻辑有效性，但是这两个工具都不能用来保障问卷设计的有效性。研究人员必须有预设的验证问卷内部、外部可靠性和内容有效性的机制以保障问卷的有效性。

问卷在健康信息学研究中的常见应用包括：观点调查、需求调查与测评（包括信息需求）、满意度调查，等等。在问卷设计中有几点需要留意：

（a）问题的顺序应该有逻辑性；

（b）问题题干的文字选用和组织，答案的文字选用、组织以及顺序，可能对答案产生的影响（例如，Positive Bias）;

（c）问题的题干和答案选项应该用简洁、明了、无歧义的语言，特别是答案选项之间应该界限明了，不应该有空隙或交叉[②]。

此外保证每个问题的单元性（即不包括一个以上问题），对于问卷的有效性也至关重要。

在调查研究中样本的选取亦有至关重要的作用，只有有代表性的样本才能得到有代表性的观点、调查结果或可以推而广之的结论。常用的样本选取方法包括，随机取样（Random Sampling）、系统性取样（Systematic Sampling）、分层取样（Stratified Sampling）、聚类取样（Cluster Sampling）、目的性取样（Purposive Sampling）、滚

① BEIDAS R S, STEWART R E, WALSH L, ET AL. Free, Brief, and Validated: Standardized Instruments for Low-resource Mental Health Settings[J]. Cognitive and Behavioral Practice, 2015, 22(1): 5-19.
② OATES B J. Researching Information Systems and Computing[M]. London: Sage Publications, 2005.

雪球取样（Snowball Sampling）、受访者自选取样（Self-Selection Sampling）、方便样本取样（Convenience Sampling）。[1]在文献中非系统性调查选用方便样本（Convenient Samples）很常见。在科研中如何使用具体取样方法和所需样本量的计算请参考统计学教科书。

通过问卷形式收集的数据，如果是纸质问卷，则需要将答案输入常用软件中（例如，Excel或SPSS），不过在输入过程中设立验证步骤对于数据输入质量至关重要；如果是电子版问卷，其结果通常可以被直接导出为可用的格式（例如，CSV）。根据不同种类的问题和答案，可以选用不同的方法计算、处理和分析所收集的数据。

在一些国家，通常问卷形式的调查研究需要伦理委员会的提前审批，尽管有一些问卷可以被伦理委员会豁免，但是其申请程序和回答问卷之前的知情同意环节也不能忽略。

（二）个体访谈

个体访谈（Interview）可以分为以下类别：结构性（Structured）、半结构性（Semi-Structured）、非结构性（Unstructured）。[2]访谈中的具体问题又可以分为三类：开放性问题（没有预设的答案选项）、闭合性问题（有限的预设答案选项）、混合型问题（有预设的答案选项，同时又给受访者机会提供额外的非预设的答案）。访谈既可以面对面，又可以通过电话、网络会议的形式进行。个体访谈通常应用于独立的数据收集方法或者作为补充型数据收集方法用于收集基于某主题的、复杂的、深入的、包含预设问题的个人体验。这是一种常见的应用于社会学、心理学、市场学和行为学的研究方法。在健康信息学中，个人访谈常作为一种补充型的数据收集方法应用于问卷调查之后，用于更详细、更复杂的、无法在问卷调查中得到直接而理想答案的问题中。[3]

个体访谈的执行通常包括事先准备的访谈计划（包括，访谈目的、具体访谈问题）、访谈流程、是否需要伦理委员会批准、知情同意、研究者和受访者的时间

[1] OATES B J. Researching Information Systems and Computing[M]. London: Sage Publications, 2005.
[2] OATES B J. Researching Information Systems and Computing[M]. London: Sage Publications, 2005.
[3] OATES B J. Researching Information Systems and Computing[M]. London: Sage Publications, 2005.

安排，对于结构性和半结构性访谈，研究者需要事先设定要访问的问题并提前告知受访者。通常个体访谈需要得到伦理委员会的审批，在访谈中还有知情同意的环节不能忽略，特别是关于如何使用访谈结果，一定要与受访者在访谈之前坦率沟通。

个体访谈常用以下策略以鼓励访谈继续、深入：提示（例如，重复提出的问题）、盘问或探寻（Probe，例如，请问能否举个例子说明你的观点）、核对（例如，我来重复你的意思，你看看我的理解是否有偏差）。[①]

访谈收集的数据通常是通过访问者记录对话和利用音频录音，将音频转录为文字是个必不可少的环节，然后针对文字进行综合、分类、分析。具体方法在数据分析中介绍。

另外一个个体访谈的重要环节是正式访谈之前应该进行的试访谈（Mock Interview）。这个环节对于研究者测试访谈计划、更完整地对正式访谈进行细致的准备至关重要。

（三）小组访谈

小组访谈（Focus Group）类似于个体访谈，不同的是一组人（通常介于3~12人之间）受访，而不是一位受访者。由于不是一位受访者，因此除了研究者和受访者之间的互动，还有受访者之间的互动。小组访谈对于研究者（或者访谈组织者）有更高的要求，研究者是访谈过程的主要协调人，其职责除了调控访谈进度，还要照顾到所有受访者，协调、平衡能言善辩者和沉默寡言者的发言机会，保障所有参访者的声音都有机会被听到。由于协调小组访谈、记录访谈内容、观察访谈对象、录音（有时候需要录像）很难被一个人兼顾到，所以需要至少两位研究者分工协作：一位研究者负责协调访谈，另一位研究者负责记录、观察会收到更好的效果[②]。有时为了研究效果，也可以雇用职业访谈员组织访谈。需要注意的要点是，访谈员在访谈的过程中需要保持中立的态度，除了保持必要的、礼貌性的兴趣之外，语气、身体语言、面部表情也应该保持中立。访谈员不应该引导谈话的方向，不做明显的评判。

此外，小组访谈的时候也需要注意保证所有参与人员能互相看到对方，因此，

---

① OATES B J. Researching Information Systems and Computing[M]. London: Sage Publications, 2005.
② OATES B J. Researching Information Systems and Computing[M]. London: Sage Publications, 2005

圆形或者 U 形的座位安排为首选。访谈员不应该成为座位安排的中心，访谈应该以参与访谈者为中心。访谈参与人员之间，访谈员与参与人员之间的社会、文化、教育背景应该相似，以便于取得互相之间的基本信任，从而为访谈中畅所欲言打下信任的基础。[①]

（四）观察

观察（Observation）是很多社会学、心理学、行为学、市场学、人类学研究项目中常用的研究方法。其主要目的是通过观察发现人们在真实的场景中的真实行为，而不是人们说（或认为）他们会怎么样做，例如在问卷调查中得到的答案。在健康信息学中，观察的主要应用是用于理解人机交流，评价用户软件、用户界面。有很多种具体方法可以用于观察研究，Oates 在其著作中有详细总结。[②]

在健康信息学中常常通过观察来评定用户如何使用软件和用户界面。在健康信息学中的观察通常需要符合以下条件：

（a）得到伦理委员会批准（如果需要）；

（b）得到被观察人知情同意之后才可以进行；

（c）通常的观察是有统一时限的，例如一小时；

（d）通常的观察任务是观察多个个体进行的统一的事件，例如，观察多个医生查看病人的病历记录，开药或其他诊断、测试的过程；每个医生所进行的事件是一个观察单元；

（e）观察的事件可以是自然发生或者提前指定的、为了测试软件功能或界面友好性而设定的任务。

健康信息学中的观察有时也会将屏幕的活动和音频录制下来，以便于观察结束后更详细全面地分析观察结果。在观察中研究者可以扮演一个活跃角色，在观察中可以回答被观察者的问题，或者询问被观察者的行为，或者引导被观察者的活动。[③]同时研究者亦可作为一个沉默的观察者，不打断任何被观察者的任务，不提问被观察者，而仅仅观察和记录被观察者的活动。

---

① OATES B J. Researching Information Systems and Computing[M]. London: Sage Publications, 2005.
② OATES B J. Researching Information Systems and Computing[M]. London: Sage Publications, 2005.
③ OATES B J. Researching Information Systems and Computing[M]. London: Sage Publications, 2005.

（五）个案研究

个案研究（Case Study）是医学、社会学、心理学常用的研究方法之一。其主要目的是通过对个案翔实、深入、全面的研究和报道从而为更精确的、随后计划进行的、针对某个研究问题或假说而进行的研究计划提供依据。个案研究通常用于报道比较罕见的病例、比较少见的现象、典型事件、从前没有报道或记录的案例。

个案研究是通过对个体案例的深入调查、研究从而获得新的知识或见解，因而有可能将个案研究结果用于其他相关的情境。虽然个案研究不同于实验研究，不能用于验证或否定假说，但是其研究结果仍然可以有一定的推广性，即从个案研究结果得出超越个案的更广泛的结论。

个案研究可以分为探索性、描述性和解释性个案研究。[1] 在个案研究中也可以用到不同的方法，例如问卷、观察、访谈或小组访谈。在健康信息学中个案研究可以用于对一个医院的电子病历系统从信息需求、开发、测试、安装、评价的完整记录；或者收集对一个科室的数字化需求，例如对于计算机化的处方录入系统（Computerized Physician Order Entry, CPOE）的具体需求。这样的深入、细致、翔实的信息需求收集和分享对于类似系统的开发仍然有非常重要的指导意义。

（六）民族志

民族志（Ethnography）是人类学研究中常用的研究方法，主要用于研究人、社区及其文化传统。例如研究乳腺癌患者如何使用社交媒体以及最早描述、介绍摩梭人传统的著作。民族志作为一种研究方法主要是研究者深入研究对象的社区中，研究者作为该社区的一员融入社区当地日常的生活中，从而经历和理解当地事务、事件在自然真实的场景、背景中是如何发生和处理的。这是一种很好的理解文化的研究方法，同时该方法也受到很多来自遵循严格研究方法的其他研究人员的批评。例如，研究者作为外界的一员，虽然身临其境，与当地的居民（即研究对象）同吃、同住，共同生活，但是研究者所观、所录、所想难免逃脱其固有的文化、认知、背景。完全地、客观地记录、认知、领悟在民族志的研究中很难达到。主观的偏见可以被尽力避免，无意识的偏见、研究者脑中根深蒂固的认知则很难被清零，这样的

---

① OATES B J. Researching Information Systems and Computing[M]. London: Sage Publications, 2005.

背景知识即使被个体意识到都非易事。研究者在民族志研究中观察到的现象、过程、对于事件的理解都与其固有的背景和已经存在的认知不可能完全割裂[1]。

在健康信息学中，民族志的研究方法可以用于理解医疗从业人员或者病人对电子技术（例如，电子病历、远程医疗、新的治疗设备、新的诊断或监测方法）的态度、使用偏好以及拒绝使用的原因。

（七）德尔菲法

德尔菲法（Delphi）是美国兰德公司20世纪50年代开发的用于征求专家委员会意见，争取专家委员会同意、减少组内评分差异而举行的多轮调查问卷。其主要的目标是对重大议题采纳多方专家意见从而进行更准确的预测。最初的应用目的是探寻技术对战争的影响，现在该方法越来越多地应用于对各种决定、政策的重要性排序。[2]

传统的德尔菲法应用的几个要点包括：

（a）专家委员会的问卷调查是匿名的；

（b）每一轮之后每一位专家委员会成员将得到上一轮问卷的统计结果；

（c）重复问卷分发并得到反馈的过程直到专家委员对议题达成统一（或接近统一）意见。

除了传统的德尔菲法，越来越多的修正德尔菲法（Modified Delphi）也层出不穷，有的是面对面（或远程）小组讨论评分用来代替匿名问卷评分，继而进行多轮调查问卷评分。例如美国联邦政府的一些科研基金的评审工作也采用此修正德尔菲法做出初步评审建议。有的修正德尔菲法是匿名评分之后，上一轮统计结果会与所有专家组成员分享，之后有一个讨论（面对面或电话网络会议形式的讨论）环节，然后再进行下一轮投票评分；还有的是匿名评分之后，统计结果会与所有专家组成员分享，随后通过电子邮件讨论，然后进行下一轮投票。德尔菲法其宗旨是通过多轮的讨论和投票在专家组成员之间尽可能地充分讨论彼此的想法最终达成一致意见，该

---

[1] OATES B J. Researching Information Systems and Computing[M]. London: Sage Publications, 2005.

[2] RAND Corporation. Delphi Methods [EB/OL]. [2020-11-06].https://www.rand.org/ topics/delphi-method. html.

方法在医学、信息学和健康信息学中都有应用[1][2][3][4]。

其他研究方法还包括基于文件、档案（Document）的研究和基于行动的研究（Action Research）。基于文件、档案的研究可以用已经存在的档案、文件、技术报告或学术发表物，或者研究者在研究过程中形成的档案、文件。基于行动的研究强调一个螺旋式的循环：发现问题、制订计划、实施计划进行改变，评价结果，反思其过程并决定是否进一步的改变需要就位。基于行动的研究是植根于具体的、实际的问题以提高现有实践为目标的。关于此方法的进一步详细介绍请参考 Oates 的研究方法在《信息系统和计算研究》一书。[5]

（八）设计和创造

在计算机科学中设计和创造（Design and Creation）作为研究方法主要应用于开发新的信息科技产品。可能的例子包括：创造新的理念、词汇、对象、数据流、新模型、新方法、新知识框架或理论框架、工作的系统实例[6]。在设计和创造的研究方法中，新创造的科技产品或产物是一种新知识的载体或实例。在具体执行中设计和创造作为一种研究方法需要与个案研究区分开来。设计和创造过程是一个通过制作而学习的过程（Learning Via Making）。

典型的设计和创造是一个解决问题的过程，以下的五个步骤被交替反复地利用，而不是线性地一步接着一步地被应用：认知（发现问题）、建议（问题如何可能被解决，临时的设计想法）、开发（应用实现临时的设计想法）、评价、结论。同时设计和创造作为研究方法的一种也不同于普通的系统开发，后者通常包括系统分

---

① OKOLI C, PAWLOWSKI S D. The Delphi Method as a Research Tool: An Example, Design Considerations and Applications[J]. Information & Management, 2004, 42（1）: 15-29.

② KHODYAKOV D, GRANT S, DENGER B, ET AL. Using an Online, Modified Delphi Approach to Engage Patients and Caregivers in Determining the Patient-centeredness of Duchenne Muscular Dystrophy Care Considerations[J]. Medical Decision Making, 2019, 39（8）: 1019-1031.

③ VEUGELERS R, GAAKEER M I, PATKA P, ET AL. Improving Design Choices in Delphi Studies in Medicine: The Case of an Exemplary Physician Multi-round Panel Study with 100% Response[J]. BMC Medical Research Methodology, 2020, 20（1）: 1-15.

④ WRIGHT A, ASH J S, AARON S, ET AL. Best Practices for Preventing Malfunctions in Rule-based Clinical Decision Support Alerts and Reminders: Results of a Delphi Study[J]. International Journal of Medical Informatics, 2018, 118: 78-85.

⑤ OATES B J. Researching Information Systems and Computing[M]. London: Sage Publications, 2005.

⑥ OATES B J. Researching Information Systems and Computing[M]. London: Sage Publications, 2005.

析、设计、应用、测试等环节。

对于基于设计和创造的研究项目而言，研究结果不仅仅是展示技术水准，其他的学术品质，例如缜密的分析思维、明确而清晰的表达、解释、有力的辩论（Argument）、有力的辩护（Justification）、创造新的知识也都需要一一展示。在学术研究项目中设计和创造注重的方面与工业开发项目也不尽相同。例如，研究项目中注重对未知领域、高风险事件的探索；而工业项目在完成其设计功能的前提下，对用户的新需求越少越受欢迎[①]。

二、健康信息学常用实验设计方法

实验（Experiment）作为一种常见的研究方法主要用于验证或推翻一个或数个假说。一次实验的成功不能作为定论的依据，严谨的实验一定需要内部和外部的多次重复并成功，其有效性才能得到验证。实验研究方法通常包括以下特征：

（a）观察和测量，尤其是增加或减少某个因素之前和之后的详细观察、比较和测量；

（b）实验过程通常包括观察、改变因素、测量结果；操纵环境从而改变因素，再通过观察、比较和测量以探测是否因观测因素的变化其测量结果也相应地出现变化；

（c）通常用于验证或推翻两因素或多因素之间的关系；

（d）可以用于鉴定因果关系（因果关系不同于关联或共现）；

（e）可以用于解释现象或预测；

（f）多次重复实验用以验证实验结果。[②]

实验研究方法通常始于一个或数个假说。假说是一个尚未经过经验验证的陈述，但是通过设计的实验能提供清楚的证据用以支持或反对这个陈述。假说中常常涉及自变量（Independent Variable）和因变量（Dependent Variable）。因变量的改变通常是自变量改变的结果。有时实验设计就是通过改变一个或多个自变量来查看因变量的变化，然而在实际分析中自变量选取得越多，需要的统计分析技巧越高级，

① OATES B J. Researching Information Systems and Computing[M]. London: Sage Publications, 2005.
② OATES B J. Researching Information Systems and Computing[M]. London: Sage Publications, 2005.

通常有一到两个自变量的实验是比较容易测量、控制、分析的[1][2]。

此部分要讨论的研究设计方法主要起源于实验科学和临床试验，其在健康信息学中也有相应应用。常用的实验设计方法包括以下几种：

（a）对照试验（尽量调控所有因素，使得实验组和对照组最好仅有干预因素不同，其他各相关因素均相同或相近）；

（b）双盲实验（研究者和参与者均不知道哪个组是实验组，即干预组，哪个组是对照组，这是对新药进行临床试验的常用方法，能最大限度地降低非干预因素可能造成的影响，但是在健康信息学的研究项目中执行有难度，尤其是在非实验室的环境下）；

（c）随机选取实验参与者，以尽量减少可能的、实验前即存在的实验组与对照组的组间差异；

（d）保证实验的内部有效性（Internal Validity）。以下因素可能影响实验的内部有效性：实验组和对照组之间的差异，在两次测量之间其他可能影响测量结果的因素（Cofounder），实验参与者的成熟度在两次测量之间是否有变化，测量仪器、装置是否正常工作，出于各种原因的失访者（提前中止参与实验），实验参与人可能有的行为上的改变，即参与者在实验测量中的行为或反应与其在自然、真实状态下的行为或反应不一致。

（e）保证实验的外部有效性（External Validity）。以下因素可能影响实验的外部有效性：过于依赖特定的实验参与者，研究参与者样本数量不够，实验参与者不具有代表性，实验测试的事件不具有代表性[3]。

根据不同的分类标准，实验还可以有以下几种类型的设计方法：准实验（Guasi-Experiments 或 Field Experiments）、非控制试验（Uncontrolled Drial）和真正的实验（True Experiment）。准实验是在保证经典的、真正的实验精髓的基础上，集中于观察真实世界中自然发生的情况。即通过准实验，人们可以更精确地

---

① OATES B J. Researching Information Systems and Computing[M]. London: Sage Publications, 2005.
② ROTHMAN K J, GREENLAND S, LASH T L. Modern Epidemiology[M]. 3rd ed. Philadelphia, PA: Wolters Kluwer Health/Lippincott Williams & Wilkins, 2008.
③ ROTHMAN K J, GREENLAND S, LASH T L. Modern Epidemiology[M]. 3rd ed. Philadelphia, PA: Wolters Kluwer Health/Lippincott Williams & Wilkins, 2008.

知道在真实的世界中各种干预手段的真正影响，从而去除真实实验所造成的、人为影响下的、非真实的（扭曲的）实验结果。非真实的实验结果可能误导、歪曲干预方法在真实世界的真正影响或作用。非控制试验是指有的时候一个新的系统、软件或开发方法出现后，人们希望了解这个新系统带来的变化，有的时候，人们会分别测量受试者应用新系统之前和之后的表现从而推测出使用系统之前和之后的功能差异。显然此类的试验没有经过控制相关变量，没有随机分配，其试验所得结果基本是观察应用系统之前和之后的比较结果，不能得出更具推广性或更严格的结论。然而该方法对于评价新系统，尤其是在应用系统之前、之后时间点之间的比较非常有效。

常用的实验设计方法在健康信息学中的具体应用包括以下几种：

（a）一组受试者，干预之前和之后的表现比较；

（b）两组受试者比较，一个对照组，一个干预组（亦称实验组），从而比较两组的表现；

（c）受试者被随机分为两组：对照组和干预组。两组受试者的表现在干预之前和之后分别测量、比较；

（d）所罗门四组实验设计：所有受试者被随机分为四组：

● A组是干预组，分别测量该组受试者干预之前、之后的表现；

● B组是对照组，无干预，分别于干预之前、之后两个时间点测量其受试者的表现；

● C组是干预组，只测量干预后该组受试者的表现；

● D组不接受干预，直接测试其受试者的表现。[1]

具体实验设计所需的样本量，通过实验能探测到的区别请参考统计学教科书。在健康信息学中，研究对象，即受试者可以是医生、护士、病人或普通大众；干预可以是新的临床决策支持系统、医生的电子处方系统、病人用的服药提醒系统，或者普通大众可以用的基于智能手机的健康应用。以上的实验设计方法可以用于评价系统或应用的有效性或影响[2]。

---

① OATES B J. Researching Information Systems and Computing[M]. London: Sage Publications, 2005.
② OATES B J. Researching Information Systems and Computing[M]. London: Sage Publications, 2005.

实验设计是一种经过多年发展的研究策略，是一种被广泛接受的研究方法，也是能用于证明因果关系的仅有的研究设计方法，其研究环境接近于真实工作环境，允许高精度的测量受试者的表现。同时其局限性也包括实验室的环境，毕竟是人造的，不同于真实世界，期望调控所有相关因素也是不现实的，招募到理想的、有代表性的受试者通常十分困难，有时受试者如果知晓实验目的可能会影响其表现或行为，因此有时为了不影响实验结果，有必要对受试者隐瞒真正的实验目的。然而所有有受试者参与的实验设计必须事先经过相应机构的伦理委员会审批。

虽然上文介绍的都是关于理论上实验设计的不同种类，在实际的应用中大多数设计是以项目的目的为导向，从而进行设计，各种设计的分类、界限并不是那么泾渭分明。例如随机双盲对照实验是最常用的用于新药、用于治疗目的的新设备的评估方法。其设计就融合了对照研究、双盲设计、随机选取受试者三种实验设计理念。有很多大型的健康信息学研究项目采用实验设计，例如莫哈（Moja）及同事发表的、利用随机对照双盲临床试验评估临床决策支持系统的有效性研究就是一个很经典的例子[①]。

三、混合型研究方法在健康信息学中的应用

混合型研究方法（Mixed Methods）是指研究人员在同一研究项目中收集、分析、整合定性数据和定量数据[②]。作为研究方法，混合型研究方法集中了定性研究和定量研究的长处，用于发现单一方法无法回答、无法提供的新关联或新视角。定性研究和定量研究数据能够回答的问题是不同的，在有些健康信息学研究项目中，复杂的研究问题和研究目标无法用单一的研究方法完全满足，因此使用混合型研究方法在所难免。同时混合型研究方法也在医学、护理学、公共卫生以及教育学领域，尤其是交叉学科和主题中有广泛应用。在具体计划、执行中，混合型研究方法的应用需要更周密的安排，

---

① MOJA L, FRIZ H P, CAPOBUSSI M, ET AL. Effectiveness of a Hospital-based Computerized Decision Support System on Clinician Recommendations and Patient Outcomes: A Randomized Clinical Trial[J]. JAMA Network Open, 2019, 2（12）: e1917094-e1917094.

② SHORTEN A, SMITH J. Mixed Methods Research: Expanding the Evidence Base[J]. Evidence-based Nursing, 2017, 20（3）: 74-75.

更全面的研究技能和更多的资源[1]。例如，对于一个网络工具（即一个知识捕捉、管理、配置工具，为一个临床决策支持系统 Open Infobutton[2][3] 提供信息）用户满意度的研究项目[4]中，既应用了定性研究的方法，也融合了定量研究的方法。

四、定性研究数据在健康信息学中的分析和应用

定性研究数据产生于个案研究、访谈，小组访谈、部分问卷问题（尤其是开放性问题）的答案。定性数据包括非数字的数据，例如，文字、图像、声音等。定性研究数据的分析不像定量研究数据的分析，后者有严格的、完善发展的数学和统计学基础。定性数据的分析很难有明晰、一致的分析步骤和原则，其分析过程和结果与分析人员的经验和技巧有直接关系。

对于文字类的定性数据的分析始于数据准备阶段。如果是音频数据则应该首先将音频转录为文字后再进行分析。定性数据应该首先被组织为统一的格式，以便于分析。记录数据的文件周围应有足够留白，以便于添加标注和分析笔记。文件还应有统一的编排方法，以便于迅速地定位所需要的字节或文字描述。需要分析的文件通常应该有原始备份，用于日常分析的应该是备份之一，如果有不测发生，原始存留的数据还能作为数据源提供数据。原始数据可以再一次备份，然后继续使用备份数据进行分析。[5]

具体的数据分析应该始于阅读所有数据以取得对所有数据的总体印象，然后

① WISDOM J, CRESWELL J W. Mixed Methods: Integrating Quantitative and Qualitative Data Collection and Analysis While Studying Patient-Centered Medical Home Models [EB/OL].2013 [2020-11-07].https://pcmh.ahrq.gov/page/mixed-methods-integrating-quantitative-and- qualitative-data-collection-and-analysis-while.

② CIMINO J J, JING X, DEL FIOL G. Meeting the Electronic Health Record "Meaningful Use" Criterion for the HL7 Infobutton Standard Using Openinfobutton and the Librarian Infobutton Tailoring Environment (LITE) [C]//AMIA Annual Symposium Proceedings. American Medical Informatics Association, 2012, 2012: 112.

③ OpenInfobutton Project Team. OpenInfobutton Project [EB/OL].2015[2020-08-29].https://www.openinfobutton.org.

④ JING X, CIMINO J J, DEL FIOL G. Usability and Acceptance of the Librarian Infobutton Tailoring Environment: An Open Access Online Knowledge Capture, Management, and Configuration Tool for Openinfobutton[J]. Journal of Medical Internet Research, 2015, 17（11）: e4281.

⑤ OATES B J. Researching Information Systems and Computing[M]. London: Sage Publications, 2005.

可以将数据粗分为以下三个类别：

（a）与研究主题不相关的数据，无法用于分析的数据。

（b）对研究主题相关的，但是是属于一般性的、非特异性的描述。

（c）明显地与研究主题明确相关的描述数据。

随后的分析应该集中于第三类数据，具体分析步骤可以参考以下顺序：

（a）定性数据的分析应该始于将所有描述单元（例如，词、句子、段落或一页描述）分类。其具体类别可以来源于文献、存在的理论，或者自创理论，即所谓的演绎论方法。根据仔细分析、观察到的数据得出的不同的分类就是所谓的归纳法。

（b）分类之后就可以继续提炼、改善其分类，不断地根据具体情况增加或减少类别。

（c）继续阅读定性数据，及时、持续地继续提升分类类别。

（d）寻找类别中的主题以及类别之间的关联、关系。

（e）在同一主题下，个体描述单元是否呈现出特定的、反复出现的模式。

（f）考虑在分析定性数据中使用图表以更明了地组织和表达定性数据。

图表的使用可能会帮助研究人员更容易识别反复出现的模式，同时图表也便于读者迅速了解主要的结果并进行进一步对比。如果能识别出反复出现的模式，研究人员可据此建立初步的理论，随后可以继续在数据中寻找与建立的理论相悖的证据，如果有可能进一步再继续追加、收集数据来验证或反驳已经建立的理论。对于定性数据的分析有两点提请研究人员注意：

（a）不要轻易认定初步建立的理论，理论的建立需要不断地、反复地推敲才能得以验证。同时初始理论也需要不断地、反复地寻求替代解释，对于现有理论无法解释的问题亦不能忽视。

（b）对于研究分析过程需要详细记录：包括分析阶段，在分析过程中浮现的研究想法、所采取的步骤、所用的图表，等等。

对于非文字定性数据的分析：

非文字的定性数据包括音频、录像、照片以及多媒体文件。其数据准备和分析过程与文本文件分析类似，需要准备备份，寻找主题和反复出现的模式。通常首先需要将音频、视频、照片转化、转录，标识注释成文字，再对文字数据进行分析。

扎根理论（Grounded Theory）是用于分析定性研究数据的常用方法，其宗旨是根据实地收集的数据进行分析，看看从数据中什么理论能浮现出来。由于此理论是基于实地收集的数据，因此称为扎根理论。这是一种归纳法，与之相对的是基于研究者提前建立的理论，然后实地收集数据，再根据收集的数据评价理论，称之为演绎法。扎根理论的一个特点是创造理论。对主题的纯描述，没有上升到理论高度的研究不能称之为扎根理论。应用扎根理论通常并非始于选定的特定数量的实例进行调查，而是从一个人、一件事开始调查，收集数据，分析数据，得到初始的结论之后继续收集数据、进一步分析并修正初始的结论。这个循环一直到新收集的数据不能产生新的结论，然后研究活动和收集数据的活动才告一段落。研究人员遵循探索、发现的原则，对于下一步，以及收集数据何时结束在研究伊始并不明晰。[①]

近年来越来越多的计算机软件可用于分析定性数据，这对于纯手工分析定性数据是大有裨益的。这些软件中有些是免费的，有些是商业的。软件的具体功能包括转录、编码、查询文本、组织数据、写作工具、可视化显示、导出报告等。英国萨里大学（University of Surrey）的研究人员总结、对比了几种常用的定性数据分析软件，对于定性研究入门是一个很有帮助的资源[②]。

五、定量研究在健康信息学中的分析和应用

在本部分中常用的统计学方法不是介绍的重点，对于详细的、常用的统计学概念，具体的统计学计算、公式、模型、方法选择、统计方法应用实例请参考统计学教科书。本部分的描述内容集中在其基本概念、方法简介及其主要的应用条件。

定量研究数据主要是基于数字的数据，从历史的角度看其主要来源于实验研究或问卷调查研究。目前越来越多的研究使用来自电子病历系统，病人监护系统，健康相关的应用、装置或其他健康相关的管理系统收集的定量数据，例如医疗花费的报销数据（Claim Data）。其中一个著名的案例是 OHDSI（Observational Health Data

① OATES B J. Researching Information Systems and Computing[M]. London: Sage Publications, 2005.
② The CAQDAS Networking Project. Computer Assisted Qualitative Data Analysis（Caqdas）Networking Project [EB/OL].[2020-11-07].https://www.surrey.ac.uk/computer-assisted- qualitative-data-analysis.

Sciences and Informatics）国际协作网络 ①，中国亦有一个活跃的社区。

定量研究数据主要是通过数学和统计学的分析从而寻找反复出现的模式。具体分析方法可以从图、表，到描述性统计学概念（例如均值、中位值、标准差、方差、范围、频率、百分位数），再到确认所见的模式是偶然发生还是确实存在的 ②。

常见的定量数据类型包括：分类数据（Nominal Data），无具体数值，例如性别之男、女）；序列数据（Ordinal Data），例如来克利特量表数据，数据有排序，例如从大到小，从新到旧，不过数据间的具体差异值不详；间隔数据（Interval Data），间隔均等的排序数据；比值（Ratio Data），有具体零值的测量数据，如年龄、体重。其他的数值类型包括连续性数据（Continuous Data），任何值（整数、小数）都有可能，年龄、体重是最常见的例子；非连续性数据（Discrete Data），只有整数，例如家庭成员个数、病人数 ③。

通过使用定量分析方法，研究人员期望找到数据在具体数据集中的分布，数据之间或数据集之间是否相关，及其具体关系。④

相关系数（Correlation Efficient）是用于显示两个变量是否相关及其相关强度的一个指标。Spearman's 排序相关系数是用于测量序列数据之间是否相关联的一个指标；Pearson's Product Moment 相关系数是用于测量间隔数据之间或比值之间是否相关联的一个指标。相关系数值应该是 -1 到 1 之间。越接近 -1 或 1 其相关越接近完美；相关系数为 0 则意味着两变量之间无关联；相关系数在 0.3 到 0.7 之间（或 -0.3 到 -0.7）被认为是展示了两个变量之间合理的相关关联。但是有一点需要特别注意的是相关关联与因果关系截然不同，相关系数可以用来展示两个变量是否相关及其相关强度，用回归分析才能得出两个变量之间是否有因果关系。

空假说和统计学意义的测试：当研究人员观察到两个变量值之间显示某种关联，首先要想到的问题是这种关联是真实存在的、还是研究者观察到了偶发现象。

① OHDSI Community. OHDSI: Observational Health Data Sciences and Informatics [EB/OL].[2020-11-07]. https://ohdsi.org.

② MOTULSKY H. Essential Biostatistics: A Nonmathematical Approach[M]. Oxford University Press, 2016.

③ BLAIR R C, TAYLOR R A. Biostatistics for the Health Sciences[M]. Pearson Prentice Hall, 2008.

④ OATES B J. Researching Information Systems and Computing[M]. London: Sage Publications, 2005.

空假说就是假定任何关联都不存在。统计学意义的测试就是通过提供一个具体的数值（Probability，P值）来估计观察到的关联是偶发现象的可能性。

卡方检验是用来检测两个关联的变量是否关联到有意义的程度，即此关联不是偶发现象。卡方测试可以用于各类数据。该测试主要是比较观察到的值与期望值是否有区别。卡方检验无法回答为什么两变量有关联或无关联，只能确认是否有关联。应用卡方检验总样本量至少要大于30，表中每个格中的样本至少要大于等于5。

t检验用于比较两个数据集之间是否有显著差异。其中又分独立变量t检验，依赖变量或配对变量t检验。具体应用方法、方程式及实例请参考统计学参考书。

第四节 系统评价

信息技术产品的评价是信息学研究的重要组成部分。信息技术产品可以通过以下维度进行评价：功能性、完整性、一致性、精确性、性能、可靠性、用户界面友好性、可利用性（Accessibility）、美学性、娱乐性、是否适用于所在组织。其产品、系统或软件的设计过程也可以成为被评价的对象。在众多的可以评价的维度中最常见的、在健康信息学中得到广泛应用的评价是关于功能性、有用性（Utility）和用户界面友好性（Usability）的评价。这两方面的评价结果可能会决定健康信息学软件、应用以及系统是否能广泛地被用户接受与应用。在此，我们只简单介绍功能性、有用性评价和用户界面友好性评价。

一、功能性、有用性评价

功能性和有用性的评价研究是用于评价健康信息学软件、应用、系统的功能所进行的研究。功能性和有用性也是健康信息学软件、应用、系统存在的基石。通常的功能评价是基于设计目标来评价软件、应用、系统是否达到设计需求，用户是否能完成需要的功能。功能的评价依据被评价对象的具体的功能，其所用的标准，评价的方法都会有所不同。但是归根结底，其软件、应用、系统的开发初始原因，软件期望能达到的目标是评价应该围绕的中心。具体的功能评价可以在实验室环境下或者真实工作环境中进行；评价任务可以特别指定或者直接观察用户的常规使用，从而甄别出软件所能达到的功能。

功能评价参与人应该是软件、应用或系统的最终用户。另外一个层面的评价可以是通过：

a）检查设计算法；

b）检验算法是否被正确实施；

c）最终的软件功能可以通过测试来证明软件、应用或系统能否被用户按照预期设计来使用，从而达到预期的目的。

例如一个慢性病服药管理系统，其设计功能就是根据设定（疾病和药物种类）提醒病人服用正确的药物、服药时间、服用剂量、正确服用方法，以及不能同时服用的其他药物以免发生药物之间相互的不良反应。那么对于这个系统的功能评价就应该围绕其功能一项项展开。例如，在正常的情况下（例如对于 2 型糖尿病或者原发性高血压），该系统能否在正确的时间提醒病人服用正确的药物、正确的服用剂量、正确的服用方法；如果有新药加入系统，能否识别出可能存在的药物间不良反应，并给病人提供正确的提醒。具体评价的实施可以是研究者观察并记录，并要求受试者在评价结束后回答问题或完成问卷。另一种方法是将用户使用产品的过程录制下来，然后分析视频从而进行评价。

二、用户界面友好性评价

用户界面友好性是指用户学习和使用软件、应用、系统、界面达到既定目标，在此过程中其主观感受和使用满意度。用户界面友好性是一个很广泛的主题，尤其广泛地被用于以用户为中心的设计以及用户体验、用户研究中。用户界面友好性并非单一的关于产品、软件、应用、系统或网站的特质，而是以下多个指标的综合：设计是否直观（用户非常容易理解设计理念、使用产品），是否容易学习（最好是几乎不用学习就能直接使用，非常直观），能否有效率地完成既定的任务，易记（使用之后不会忘记，下次用之前不用再学习如何使用），使用过程中错误率低而且严重错误少，用户主观感受满意度高。

虽然用户界面友好性的具体评价多种多样，其核心基本需要根据具体产品、软件、应用、系统的功能设计相应任务以测试用户在完成计划的任务过程中其用户界面是否友好。在评价过程中制订以及执行用户界面友好性评价的计划是关键的一个环节，以下的要点需要提前考虑到：

（a）测试的范围；

（b）测试的目标；

（c）测试的时间、地点；

（d）关于每个测试单元的具体信息（例如时间跨度，具体需要完成的任务，如何在测试过程中捕捉数据）；

（e）所用设备；

（f）测试参与人；

（d）测试场景（具体测试任务的种类及数量）；

（h）定性测量指标；

（i）定量测量指标；

（j）参与测试工作人员及其在测试过程中的角色；

（k）预测试（Pilot Study）。

对于具体测试指标，以下各项是常用的指标，可以作为参考：

（a）成功完成任务计数；

（b）关键错误计数；

（c）非关键错误计数；

（d）无错误率；

（e）任务完成时间；

（f）主观感受测量（例如 5 分或 7 分制的利克特量表）；

（g）喜爱与否以及是否推荐。

SUS 是标准的用户友好性问卷，其可用于询问用户对产品、软件、应用、系统使用之后的主观感受，而与具体的应用环境、软件或系统的功能无关[1]。其使用通常是在用户使用了软件、应用、或系统之后填的关于使用经验的主观感受。由于该问卷的广泛使用，已经有广泛的、发表的相关研究评分，发表的评分可以作为参考评分。这样任何一项新的研究，其评分结果就可以放在相关的其他问卷评分中比较，使结果更有现实参考意义。

用户界面友好性的评价结果，通常会用于推荐或指导产品、软件、应用、系统的进一步提高。这些推荐或指导得到实现之后，再继续进行下一轮测试以评价其改进之后的有效性。这样产品、软件、应用及系统的开发、评价、修改、再评价从而得到进一步提高的产品循环周期才得以完整体现[2]。

第五节　研究的伦理学和伦理委员会的评审

健康信息学的研究正如其他学科的科学研究，也应该遵循基本的伦理学原理。由于健康信息学交叉学科的属性，在伦理学上健康信息学应该遵循医学和信息学的伦理学原理。医学伦理学原则包括四个方面：自治性、正义、有利于病人、不伤害病人[3]。信息学的伦理原理包括：尊重知识产权、公正地代表、保护隐私、不伤害[4]。对于健康信息学从业人员而言其研究项目的设计及实现，及其日常工作实践都应该遵循医疗实践和信息学的伦理学原理、原则。不仅如此，由于医疗专业人员也是健康信息学各种产品的主要使用者，其隐私、不受伤害等基本伦理学原则也应该被严格遵循，正如医疗专业人员对待病人或者商业机构对待普通消费者。所以对于健康信息学而言，不仅仅需要保护病人的隐私，对医疗专业人员的保护也不容忽视。

大多数的涉及受试者参与的研究项目其详细研究计划（例如如何招募受试者、招募广告、知情同意书面文件、受试者人数、分析方法、其研究的短期和长期影响、

---

[1] BROOKE J. SUS—A Quick and Dirty Usability Scale[J]. Usability Evaluation in Industry, 1996, 189 (194): 4-7.

[2] BROOKE J. SUS: A Retrospective[J]. Journal of Usability Studies, 2013, 8 (2): 29-40.

[3] HOYT R E, YOSHIHASHI A K. Health Informatics: Practical Guide for Healthcare and Information Technology Professionals[M]. Lulu.com, 2014.

[4] SEVERSON R J. The Principles of Information Ethics[M]. ME Sharpe, 1997.

对个体和对社会的影响、研究实践程序、研究结果分发计划）应该征得所在机构伦理委员会的同意，即使一些研究项目会获得豁免（这是官方的认定结果，不能由研究者自行决定），申请的过程也不能被忽视。有的大型项目，其详细研究计划需要事先征得所有相关研究机构的伦理委员会的批准，只此一项即可能在既定的研究实验期间延长至少半年。这一点在做研究计划的时候需要考虑到。

　　尽管研究方法的正确选用和正确使用对于健康信息学研究至关重要，但是仅仅有正确的方法是远远不够的，正确的研究方法只能保证研究项目有个好的开端，不能保证研究结果的有效性。研究项目的周密计划和严格执行，数据的收集和管理，分析，写作，发表和交流都是严谨科学研究的重要环节。虽然本章着重介绍不同的研究方法，但是为了研究项目的成功，其研究周期的每一个其他环节都不能被忽视。同时提请读者注意的一点是，虽然本章介绍的是健康信息学常用的研究方法，但本章并非详尽的研究方法介绍，而且对方法的应用也不应该拘泥于所介绍的例子，或严格遵循不同的研究方法界限。研究方法是服务于研究项目的，考虑到健康信息学的交叉学科本质，在鼓励探索未知领域、解决实际问题的前提下，新研究方法的探索，多种方法的结合、创新使用在健康信息学领域都应该大加鼓励。

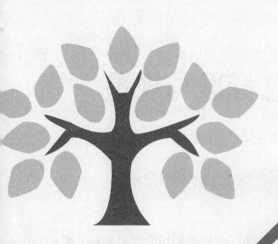

第三部分
资源与应用

第六章　健康信息标准与规范

第一节　健康信息学领域的数据标准

　　数据标准是数据表达、交互、信息交流、共享、数据再使用的重要基础。数据标准几乎存在于我们生活的每一个角落，从时间、时区的最初制定、取得共识和广泛的使用、货币的兑换标准，到各国、各地区的电压及电源插头的转换和使用，数据标准无处不在。若没有数据标准的存在，当我们到其他国家或地区旅行的时候，可能连基本的手机充电都无法顺利完成。

　　数据标准在健康信息学中有不同层次的应用，从数据表达的结构和形式到数据代表的语义，数据标准的存在为健康信息的准确交换和交换之后的正确使用创造了一种通用的语言[①]。数据标准是实现数据交互性的重要基石。在现实生活中为了达到病人数据、信息在同一组织内不同单元之间（例如，同一医院中的不同科室）以及不同组织之间的交互、流动，交换之后的再使用，甚至病人电子病历的转移和交换、没有数据标准的支撑都是不可能完成的。

　　根据数据标准的具体内容，数据标准又可以分为常用术语集（主要传达语义）、消息类数据标准、交易标准、个人标识标准。在本章中我们着重介绍应用层面的、国际常用的健康相关数据标准（以英语为主），集中介绍术语集和消息类数据标准及其在临床工作中的具体应用。交易标准主要用于电子商用数据的交换，应用于健康相关的费用支付；个人标识标准主要分为病人的个体标识和医疗护理专业人员的个体标识。这样的个体标识对于准确识别、区分病人病历，快速处理健康费用的报销、理赔、支付有重要作用。在欧洲的许多国家，病人的个体标识都有广泛的应用，但是在美国出于对隐私的极大保护，目前为止只有医护人员的个体标

[①] HOYT R E, YOSHIHASHI A K. Health Informatics: Practical Guide for Healthcare and Information Technology Professionals[M]. Lulu.com, 2014.

识被广泛应用，病人尚无通用个体标识的存在。

第二节　健康领域常用术语集简介

一、SNOMED-CT

SNOMED-CT（Systematized Nomenclature of Medicine-Clinical Terms）是目前世界上最全面的、支持多语言的临床和医疗术语集[①]。目前 SNOMED-CT 是由 SNOMED 国际（一个国际标准开发组织），维护并继续发展的。SNOMED-CT 的术语组织采用多级结构（Polyhierarchy），即每一个概念可能有一个或多个父母级概念（Supertype Parent Concepts）。其临床内容经过全面而科学的验证，其术语开发人员大多是有临床医学背景的专业人员。SNOMED-CT 可被用于一致地表达电子病历中的临床及相关内容，同时也存在 SNOMED-CT 与其他国际标准的映射，例如，SNOMED-CT 与 ICD9 和 ICD10 的映射和 SNOMED-CT 与 LOINC 的映射，本章随后会介绍这两个常用术语集。目前 SNOMED-CT 的用户遍及全球 80 多个国家。在 2020 年 1 月 31 日发表的 SNOMED-CT 的国际版中包含约 35.3 万条现用概念。SNOMED-CT 包含非常全面的临床内容，具体涉及诊断、诊断步骤、临床发现、临床可观测到的指标、身体结构、有机物、物质、药物及其产品、物理物体、物理力、标本，以及其他需要记录在电子病历中的信息。

SNOMED-CT 的逻辑模型决定每种组成成分（Component）及其衍生物的关系，以及如何表达组成成分及其关系。SNOMED-CT 的核心组成成分包括概念（Concepts）、描述（Descriptions）及关系（Relationships）。模型详述在应用环境中如何管理每种组成成分以达到一系列主要和次要的目标。

每一个概念代表一个唯一的临床意义，同时亦用一个唯一的、数字的

[①] International Health Terminology Standards Development Organization. SNOMED International [EB/OL].[2020-12-01].https://www.snomed.org.

SNOMED-CT 码标识。此标识码为每一个概念提供了一个唯一的、无歧义的参考码。纯数字参考码未给人类提供任何进一步解读的可能。

对于每一个概念有两类描述可用：即完全指定的名称（Fully Specified Name，FSN）和同义词。完全指定的名称代表一个唯一的、无歧义的对于一个概念、语义的描述。这个名称对于用相同且常用的词或短语指向不同的概念的情况尤其有用。在每一种语言中每一个概念只能有一个完全指定的名称。一个同义词可以是一个术语，用于指定一个概念或选择一个概念。同一个概念可能有几个同义词可以指代。同义词允许 SNOMED-CT 用户使用其偏爱的术语指代特定的临床语义。

一个关系代表两个概念之间的关联。关系是一种逻辑上的、可用于定义一个概念，可以被计算机直接处理。另一个概念称为关系类型（即属性，Attribute），用来表达两个概念之间关联的语义，在 SNOMED-CT 中有多种关系类型：例如，是一种（Is a）、发生位置（Finding Site）均为关系类型。

SNOMED-CT 本身是综合解决有效电子病历的一个组成部分。然而我们必须认识到仅仅靠临床术语自身，其功能有限。术语必须首先被采纳、随后其应用及其作用才能被真正体现出来。软件和应用的设计、用户的目标、用户的驱动力都是成功的决定因素。SNOMED-CT 是临床记录的关键之一，其支持表达详细的临床信息的方式可以为自动程序所用，所以是机器处理信息的关键。如果用户想真正实现用 SNOMED-CT 支持临床信息和语义为基础的查询潜力，要求用户必须事先对真实临床使用环境有非常缜密的考虑，包括使用范围、记录结构、数据输入、数据查询以及交流。

使用 SNOMED-CT 的益处主要以电子病历为基础和平台，从而提高临床信息交流，相关信息的可及性，以语义为基础的信息查询，从而用以提供支持循证医学的实践，尤其是实时的临床决策支持，更精确地用于研究和管理的回访报告。SNOMED-CT 对于个人（例如，记录一致、及时的信息并用于分享）、群体（例如，精确的数据分析，及早鉴定出有极端值的人群）及遵循循证医学的临床医疗服务（例如，提高个体诊疗经历，连接病人电子记录和目前通用的诊疗指南）都能提供不同程度的益处。SNOMED-CT 是被 UMLS（Unified Medical Language System）收录的、超过 200 种的术语集之一。SNOMED-CT 采用会员国制度，即以国家为单位可以加入 SNOMED-CT 成为会员国，然后会员国的具体组织、研究机构或公司可以免费使用 SNOMED-CT。对于非会员国，其具体组织、研究机构或公司可以根据世界银行的收入标准购买每年的使用版权。[①]

二、MeSH

MeSH（Medical Subject Headings）是美国国立医学图书馆（National Library of Medicine）开发、维护的控制术语集（Controlled Vocabulary）[②]，用于对收录在 PubMed（Medline 的网络扩展版）中的文献的索引和查询。PubMed 是目前世界上最大、使用最广泛的、免费的、包含生物医学界及健康领域、经过严格甄选的出版刊物、经同行评议的文献出版物的数据库。PubMed 始于 1996 年，目前收录大概 3000 万文献条目（包括摘要），每日均有更新。MeSH 术语集对于保障 PubMed 文献的查全率、查询词自动转换为控制术语功能有至关重要的作用。MeSH 的术语（约 3 万词条）虽然不及 SNOMED-CT 的庞大，但是也是一个组织完善的、内容涵盖生物学、医学、健康领域、行为学、心理学等学科的、富含语义信息的术语集。

MeSH 术语集始于 1954 年，最初服务于 Medline 的前身，即印刷版 Index Medicus，其印刷版于 2004 年停止出版。因此 MeSH 术语集先后服务于 Index Medicus（印刷版）、Medline（光盘版）以及 PubMed（网络版）。MeSH 术语集其强大的同义词集，对于在众多的自然语言处理以及文献查询项目中，尤其是达到自动处理的功能也至关重要。MeSH 亦采用多级结构（Polyhierarchy）组织其术语。MeSH 也是被 UMLS 收录的术语之一。MeSH 每年都有新增、退休、修改的词条，因此其更新是以年为单位的。

MeSH 术语集可以通过 PubMed 的 MeSH 词库查询，还有专门的 MeSH 浏览器，美国国立医学图书馆同时也提供多种下载格式的 MeSH 文件。用户还可以提供对 MeSH 术语集的修改建议和意见，并通过网络提交。美国国立医学图书馆有一整套

---

① International Health Terminology Standards Development Organization. SNOMED International [EB/OL].[2020-12-01].https://www.snomed.org.

② National Library of Medicine @ NIH. Medical Subject Headings: MeSH [EB/OL].[2020-12-01].https://www.nlm.nih.gov/mesh/meshhome.html.

完备的、关于 MeSH 的网络信息，用户可以查询到最新的变化以及历史沿革，如何使用 MeSH 术语集构建更精确的 PubMed 查询。

MeSH 术语集的另外一个显著的特点是 MeSH 词条的维护和使用。在过去的半个多世纪以来 MeSH 词不断地更新，即添加新出现的生物医学相关词汇并不断删除一些已经不用的 MeSH 词条。例如 COVID-19 就是 2020 年 2 月新加入 MeSH 术语集中的。PubMed 收录的所有文献所用的 MeSH 词条的标引都是人工完成的，这是一个人工与机器（自动化）结合、联合工作的成功范例。[1]

三、LOINC

LOINC（Logical Observation Identifiers Names and Codes）是用于确定与健康相关的测量、观察和文档的、免费的国际标准[2][3]。LOINC 用户遍及全球 176 个国家，有一个非常多元而活跃的用户社区。LOINC 是目前全球关于实验医学使用最广泛的术语集。LOINC 始于 1994 年，由克莱汀特·麦克唐纳（Clement McDonald）博士领导团队在 Regenstrief 研究所启动该项目。McDonald 博士对 LOINC 的领导长达几十年，直到目前他的影响力仍存在于 LOINC 中。作为 LOINC 的奠基人，即使在供职于美国国立医学图书馆之后，他还持续地参与一些 LOINC 工作的审读。LOINC 由 Regenstrief 研究所开发、继续发展并维护。Regenstrief 研究所是一个健康相关的研究机构，其位于美国印第安纳州的印第安纳波利斯市。最初 LOINC 是主要用于计算机系统之间实验结果和临床观测结果交换的编码系统。与 MeSH 术语集相似，LOINC 网站也接受用户提交的关于词条的建议和意见。这一机制对于及时、准确地更新术语集，并有针对性地服务于用户社区至关重要。2020 年 12 月发布的 2.69 版 LOINC 收录有约 10 万词条。

LOINC 数据库提供一整套有统一名称及 ID 码的 LOINC 代码，LOINC 代码可以用来鉴定实验室及临床测试结果。LOINC 还可以用于消息标准（例如 HL7）的

① National Library of Medicine @ NIH. Medical Subject Headings: MeSH [EB/OL].[2020-12-01].https://www.nlm.nih.gov/mesh/meshhome.html.

② VREEMAN D J, MCDONALD C J, HUFF S M. LOINC®-A Universal Catalog of Individual Clinical Observations and Uniform Representation of Enumerated Collections[J]. International Journal of Functional Informatics and Personalised Medicine, 2010, 3（4）: 273-291.

③ Regenstrief Institute. LOINC from Regenstrief [EB/OL].[2020-12-01].https://loinc.org.

信息交换，以及为了提高临床诊疗、结果管理以及研究，从而对临床结果进行的整合和分析。

LOINC 代码有固定的 7 位字母长度的 field。目前的代码有 3 到 7 位字母长，但是在数据库的设计中，如果计划使用 LOINC 代码，则最好使用至少 10 位字母长度的设计。目前的 LOINC 使用同意书中规定如果使用 LOINC 代码，必须使用全部长度代码，包括连字符、数字、检查位。

LOINC 代码的完整的指定结构包括以下几个部分，即 LOINC 术语集的组织轴（即将各部分组合成 LOINC 代码的机制），例如：

<component/analyte>：<kind of property>：<time aspect>：<system type>：<scale>：<method>

因此，LOINC 代码虽然是由数字组成，但是能明确地表示以上各部分的内容，包括要被分析、观察或测量的成分名称、样品特性或属性（例如物质浓度、质量、体积等）、观察时间段或测量时间、样品或标本（系统）种类（例如血样、尿样、脑脊液）、测量数值范围（例如定性、定量测量）、具体所用检测方法（非必须，可选项）。例如 18262-6 是一个唯一的 LOINC 代码，其中 -6 是完整代码的一部分（注意连字符），也称为检查位，是自动生成的、用来确保代码正确的数字（0 到 9）。[1]

进一步分解这个 LOINC 代码就可以进一步理解每一位数字所代表的意义。

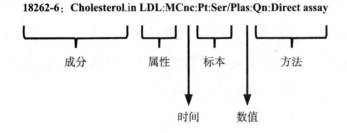

图 6-1　LOINC 代码含义示意图

LOINC 术语集包括以下八个主要的类别（Panels）：实验室测量、临床评估与

① VREEMAN D J, MCDONALD C J, HUFF S M. LOINC®-A Universal Catalog of Individual Clinical Observations and Uniform Representation of Enumerated Collections[J]. International Journal of Functional Informatics and Personalised Medicine, 2010, 3（4）: 273-291.

测量、临床记录文档与摘要、非实验室的诊断研究、政府相关、医疗有效性的数据和信息集、调查量表与工具和其他。其中每个类别都包括几十到千余子类。

LOINC 中有对于 CPT（Current Procedural Terminology，2005 年项目，目前无更新）的映射。然而 LOINC 代码远远多于 CPT 代码，LOINC 代码的粒度也更详细、更有针对性，因此，LOINC 与 CPT 之间的映射并非一对一的。CPT 会在本章随后的内容中做具体介绍。SNOMED 国际和 Regenstrief 研究所联手合作映射两个术语集，即 SNOMED-CT 和 LOINC。其中首要的努力集中于实验室观察和测试、测量与评价、重要体征和生理指标的测量。

四、UMLS

UMLS（Unfied Medical Language System）是美国国立医学图书馆开发、发展并维护的一套文件和软件的组合 [1][2]，通过连接多个健康和生物医学领域的术语集和标准从而达到计算机系统之间的交互性。UMLS 本身不是一个特定的术语集，而是一个集众多常用生物、医学、健康、医疗术语集及标准的自动服务中心（Hub）。我们在本章介绍的术语集全部包括在 UMLS 中。UMLS 由美国国立医学图书馆在 1991 年首次发布 [3]。UMLS 每年有两次发布，分别在 5 月和 11 月。2020 年发布的 UMLS（2020AB）包括逾 440 万概念，将近 1600 万概念名称。UMLS 收录 217 种术语集及标准来源，包括 156 种不同语言，其中超过 70% 是英语。其中的 25 种语言贡献概念名称。UMLS 可以用于以下功能 [4]：

（a）连接医生（诊所或医院）、药房和保险公司之间的术语和编码；

（b）协调一个医院之内不同科室之间的诊疗活动；

（c）处理文本以提取概念、关系、或知识；

① National Library of Medicine @ NIH. Unified Medical Language System（UMLS）[EB/OL].[2020-12-01]. https://www.nlm.nih.gov/research/umls/index.html.
② BODENREIDER O. The Unified Medical Language System （UMLS）: Integrating Biomedical Terminology[J]. Nucleic Acids Research, 2004, 32（suppl_1）: D267-D270.
③ FUNG K W, HOLE W T, SRINIVASAN S. Who is Using the UMLS And How-Insights from The UMLS User Annual Reports[C]//AMIA Annual Symposium Proceedings. American Medical Informatics Association, 2006, 2006: 274-278.
④ National Library of Medicine @ NIH. Unified Medical Language System（UMLS）[EB/OL].[2020-12-01]. https://www.nlm.nih.gov/research/umls/index.html.

（d）辅助术语集之间的映射；

（e）开发信息检索系统；

（f）从原词集中提取特定术语；

（g）创建和维护本地术语集；

（h）开发术语服务；

（j）研究术语和本体。

UMLS 的三个主要知识源包括原词集（Metathesaurus）、语义网络（Semantic Network）、专业词典和词汇工具（SPECIALIST Lexicon and Lexical Tools）。其中原词集包括许多常用的术语集（例如，LOINC，SNOMED-CT，MeSH，ICD-10-CM，CPT，RxNorm）中的术语和代码。UMLS 自首次发布以来，过去三十年在生物、医疗、健康领域的学术研究、教学、工业开发、医疗应用以及数字图书馆等方面都有大量的实际应用[1]。UMLS 在研究方面尤其是自然语言处理、理解、人工智能、术语及本体等方面的研究中发挥了至关重要的作用。UMLS 的影响范围不仅仅限于英语世界，据不完整的查询记录，世界各地的研究者发表的经过同行评议的论文（UMLS 起到了主要作用）就涉及十几种语言。

目前 UMLS 可以通过以下三种方式使用：下载并在本地安装使用，通过 UMLS 术语服务（来源于美国国立医学图书馆）提供的网络浏览，网络服务应用（API）。UMLS 亦会给用户提供机会来反馈对于 UMLS 的建议和意见。同时 UMLS 有完备的年度用户调查，用户可以提交关于使用 UMLS 的详细信息[2][3]。

五、ICD-10

ICD-10（International Classification of Diseases-version 10，国际疾病分类系统第

① CHEN Y, PERL Y, GELLER J, ET AL. Analysis of a Study of the Users, Uses, and Future Agenda of the UMLS[J]. Journal of the American Medical Informatics Association, 2007, 14（2）：221-231.

② National Library of Medicine @ NIH. Unified Medical Language System（UMLS）[EB/OL].[2020-12-01]. https://www.nlm.nih.gov/research/umls/index.html.

③ FUNG K W, HOLE W T, SRINIVASAN S. Who is Using the UMLS And How-Insights from The UMLS User Annual Reports[C]//AMIA Annual Symposium Proceedings. American Medical Informatics Association, 2006：274-278.

十版）是世界卫生组织出版的疾病分类系统[1]。国际疾病分类系统第一版始于 1893 年，最初命名为死亡原因国际列表（The International List of Causes of Death），第一版是由国际统计研究所发行的。其主要作用是用于流行病学家统计世界各地人口的死亡原因、追踪疾病及健康的演变及趋势。考虑到国际疾病分类系统最初的创建原因，虽然经过这么多年的演变该体系一直延续这个传统：提供非常详细的不同死亡原因。自 ICD-6 开始，即 1948 年，ICD 改由世界卫生组织出版发行[2]。

现在 ICD 是一个综合的关于疾病、失调、伤害以及其他相关的健康状况的术语集，以等级的方式组织。ICD 体系是通过单极（Monohierarchy）等级组织的，即每个给定的节点（在 ICD-10 中即诊断名称），只能有 0~1 个父母节点（在 ICD-10 中即更广泛一级的诊断名称）。ICD 可以被用于以下功能：

（a）方便地用于贮存、查询和分析健康信息从而为循证的决策提供证据支持；

（b）在医院之间、地区间、国家间分享和比较健康信息；

（c）在同一地点进行纵向的、不同时间序列的数据比较。

对 ICD 的其他使用包括监测疾病的发病率和流行程度，观察医疗费用、资源分布的趋势，追踪医疗安全性和质量指南的应用效果。其他的使用也包括使用 ICD 统计疾病、死亡、伤害、症状、疾病原因、影响健康状态的因素以及疾病的外因[3]。ICD-10 在 1990 年即得以通过，在全球已有 150 多个国家使用，被翻译成超过 40 种语言，目前有超过 20000 篇发表的学术论文引用 ICD-10。ICD-10-CM（Clinical Modification）是由美国国家健康统计中心（The National Center for Health Statistics）基于 ICD-10 开发的临床修改版，以发病率分类为目的[4]。ICD-10-CM 的修改完全遵循世界卫生组织开发 ICD 的原则，而且得到了世界卫生组织的授权。ICD-9-CM 与 ICD-10-CM 之间有详细的映射。

---

[1] Centers for Medicare & Medicaid Services. ICD-10 [EB/OL].[2020-12-01].https://www.cms.gov/Medicare/Coding/ICD10.

[2] WHO—World Health Organization. ICD-11: International Classification of Diseases 11th Revision [EB/OL].[2020-12-01].https://icd.who.int/en.

[3] WHO—World Health Organization. ICD-11: International Classification of Diseases 11th Revision [EB/OL].[2020-12-01].https://icd.who.int/en.

[4] CDC—Centers for Diseases Control and Prevention. International Classification of Diseases, Tenth Revision, Clinical Modification（ICD-10-CM）[EB/OL]. [2020-12-01].https:// www.cdc.gov/nchs/icd/icd10cm.htm.

在美国，ICD 系统除了被用于统计和记录个体死亡原因之外，还被用于医院和诊所编码其临床疾病诊断。美国联邦政府和保险公司可以根据已编码的诊断从而支付给医院和诊所相应的医疗服务报酬。直到 2015 年 10 月，ICD-9-CM 一直被用于支付给医院和诊所相应医疗报酬的编码[①]。从 2015 年 10 月之后 ICD-10-CM 才在美国全国范围内统一、正式代替 ICD-9-CM 并用于支付给医院和诊所的医疗服务[②]。

ICD-10-CM 代码均有 3 到 7 位字符，第一位通常是一个字母（除 U 之外），第二位通常是数字，第 3 到 7 位通常是字母或数字。三位字符之后通常会使用小数点分隔其后的字符，字母不区分大小写。ICD-10 有约 7 万编码，ICD-9 有约 1.4 万个编码。所以 ICD-10 和 ICD-9 相比较，ICD-10 拥有更详细的、更特异的诊断编码，疾病分类和死亡原因。但是由于 ICD 系统初始的开发原因是疾病分类（初始目标）、并非疾病诊断（继发目标），因此在以继发性目标为目的的使用过程中难免出现"词不达意"的现象，即有大量的疾病原因从没有被使用或者被使用率极低，然而有些临床需要的诊断在 ICD-10 中却没有精确的、相应的编码对应。

ICD-11 于 2018 年 6 月 18 日由世界卫生组织发布。目前 ICD-11 被第 72 届国际健康大会采纳，并于 2022 年 2 月 11 日起正式生效。ICD-11 包含约 1.7 万疾病分类，8 万概念，12 万词条。

六、CPT

CPT（Current Procedural Terminology）是美国医疗机构用于编码医疗活动中所进行的检查、手术术式、耗材术语集[③]。CPT 主要用于编码门诊和诊所进行的检查、术式和耗材。其主要目的也是用于美国联邦政府或保险公司支付医护人员及门诊、

---

① CDC-Centers for Diseases Control and Prevention. International Classification of Diseases, Ninth Revision, Clinical Modification (ICD-9-CM) [EB/OL].[2020-12-01].https:// www.cdc.gov/nchs/icd/icd9cm.htm.

② CDC-Centers for Diseases Control and Prevention. International Classification of Diseases, Tenth Revision, Clinical Modification (ICD-10-CM)[EB/OL].[2020-12-01].https:// www.cdc.gov/nchs/icd/icd10cm.htm.

③ American Medical Association. CPT® (Current Procedural Terminology)[EB/OL].[2020-12-05]. https://www.ama-assn.org/amaone/cpt-current-procedural-terminology.

诊所相应的服务费用。CPT 作为一种通用的医疗语言，CPT 的使用可以帮助医疗服务，使医疗步骤的集合、分析、交换更加准确而且高效。ICD-10-CM 是用来编码诊断的术语集，CPT 是用来编码医疗操作步骤的术语集，二者的目的有相似性，应用对象不同。

CPT 是美国医疗协会（American Medical Association，AMA）开发并维护的术语集，其历史已经超过 50 年了。CPT 必须付费购买其使用权。最新的 CPT 编码有 5 位，可能有数字或字母。

CPT 编码可以被分为几种类型：

I 类编码：此类编码用于标识医疗服务和外科步骤，编码范围在 00100–99499 之间。根据服务、步骤类型和解剖位置，此类编码通常可以被进一步细分为不同亚类。

II 类编码：此类编码包括字母和数字，是用于测量业绩表现（Performance Measurement）的。此类编码的使用是可选择的，不是必需的，所以是一类补充编码。

III 类编码：此类临时的编码包括字母和数字，主要用于新出现的或正在开发的技术和服务。此类编码主要用于数据收集、评价和医疗服务的支付，尤其是针对 I 类编码目前尚未能覆盖的服务。

专利实验分析编码：这是一类新加的 CPT 编码。这类编码用于描述美国食品与药品管理局（U.S. Food and Drug Administration, FDA）通过的、有专利保护的临床实验分析。

美国医疗协会在其网站提供更详细的关于 CPT 的介绍、应用指导、编码变化沿革以及应用实例可供读者参考 [1]。

七、RxNorm

RxNorm 为临床用药物（包括美国用的处方药与非处方药，非专利药物和

---

[1] American Medical Association. CPT® (Current Procedural Terminology) [EB/OL].[2020-12-05].https://www.ama-assn.org/amaone/cpt-current-procedural-terminology.

品牌药物）提供统一名称以及联结其名称与其他药物术语集[1][2]。美国国立医学图书馆开发并维护 RxNorm，其药物主要覆盖美国用的药物。RxNorm 已被应用于众多药品管理和药物间相互作用的软件，例如 First Databank，Micromedex，以及金标准药物数据库（Gold Standard Drug Database）。RxNorm 通过提供术语之间的连接成为系统之间（即使并非使用相同的软件和术语集）的中间信使。RxNorm 目前包括美国药典委员会编制的美国药典（United States Pharmacopeia，USP）摘要名录。美国药典是所有目前在美国被活跃使用的药物成分的汇总数据集。

医院、药房以及其他组织都有可能用计算机系统记录、收集、处理和分析药物相关信息。然而每个系统可能使用不同的药物名称，这样不同系统之间的交互就可能面临挑战。RxNorm 为药物提供了统一名称及唯一的代码，这就极大地推动了计算机系统之间高效、准确地交换药物相关信息。

RxNorm 术语集来自不同的源数据，经过处理之后，被组织为九个统一格式的数据文件。每一个文件都是基本的文本文件，通过竖杠（|）区分不同的领域值（Field Value）。每个文件都可以被导入数据库管理系统中，不过文件之间和文件之内都有冗余设计。这九个文件分别是：药品名称及唯一代码（RXNCONSO.RRF）、关系（RXNREL.RRF）、属性（RXNSAT.RRF）、语义类型（RXNSTY.RRF）、数据历史（RXNCUI.RRF，RXNCUICHANGES.RRF，RXNATOMACHIVE.RRF）、原数据（RXNSAB.RRF，RXNDOC.RRF）。

RxNorm 每个月都有更新发布，正如美国国立医学图书馆提供的其他服务一样，RxNorm 用户也可以提出、并提交建议。RxNorm 的使用权限隶属于 UMLS，即用户必须持有 UMLS 的用户权限才可以访问 RxNorm 的发布文件[3]。

---

[1] National Library of Medicine @NIH. RxNorm [EB/OL]. [2020-12-01].https://www. nlm.nih.gov/research/umls/rxnorm/index.html.

[2] LIU S, MA W, MOORE R, ET AL. RxNorm: Prescription for Electronic Drug Information Exchange[J]. IT Professional, 2005, 7 (5)：17-23.

[3] National Library of Medicine @NIH. RxNorm [EB/OL]. [2020-12-01].https://www. nlm.nih.gov/research/umls/rxnorm/index.html.

第三节 健康信息学相关的消息标准

健康信息学中的消息标准主要包括 HL7[①]、HL7 FHIR（Health Level 7: Fast Health care Interoperability Resources）[②]、临床文档体系结构（Clinical Document Architecture, CDA）[③④]、连续诊疗文档（Continuity of Care Document, CCD）[⑤]、连续诊疗记录（Continuity of Care Record, CCR）[⑥]，等等。这里我们着重介绍 HL7 FHIR。

HL7 是一个国际化的健康标准开发组织，成立于 1987 年，是一个非营利性组织。HL7 采用会员制，其拥有 50 余个会员国家，1600 余名成员。会员可以免费使用 HL7 发布的数据标准。HL7 旗下发布有众多的健康标准，其中以消息标准（第二版和第三版）最广为人知。所以很多时候 HL7 在使用和指代的时候可能有至少两个含义：标准开发组织和其发布的标准。HL7 的名称来源于国际标准组织（The Internatioanl Organization for Standardization, ISO）发布的开放的系统互联模型（Model For Open System Interconnection）。该模型共有 7 层，最上层是应用层，也就是第 7 层，最底层也就是第 1 层是物理层。HL7 发布的标准主要是针对应用层的，所以命名为 HL7。

HL7 的消息标准广泛地应用于不同组织之间的病人信息的交换，包括临床信息（例如药物、实验室测试、诊断信息）和管理信息（例如病人的收费信息）。[⑦]

HL7 FHIR 是最近得到很多关注的一个用于在健康医疗领域进行电子信息交换的

---

① Health Level Seven International（HL7）. About HL7[EB/OL].[2020-12-06].https://www.hl7.org/about.

② HL7. HL7 FHIR: Release 4[EB/OL].[2020-12-01].https://www.hl7.org/fhir/overview.html.

③ DOLIN R H, ALSCHULER L, BOYER S, ET AL. HL7 Clinical Document Architecture, Release 2[J]. Journal of the American Medical Informatics Association, 2006, 13（1）: 30-39.

④ DOLIN R H, ALSCHULER L, BEEBE C, ET AL. The HL7 Clinical Document Architecture[J]. Journal of the American Medical Informatics Association, 2001, 8（6）: 552-569.

⑤ Hl7. HL7/ASTM Implementation Guide for CDA R R2 —Continuity of Care Document（CCD R）Release 1[EB/OL].[2020-12-16].https://www.hl7.org/implement/standards/product_brief. cfm?product_id=6.

⑥ FERRANTI J M, MUSSER R C, KAWAMOTO K, ET AL. The Clinical Document Architecture and the Continuity of Care Record: A Critical Analysis[J]. Journal of the American Medical Informatics Association, 2006, 13（3）: 245-252.

⑦ Health Level Seven International（HL7）. About HL7[EB/OL].[2020-12-06].https://www.hl7.org/about.

标准。HL7 FHIR 是基于 HL7 第二版、第三版，参考信息模型（Reference Information Model, RIM）、临床文档体系结构（Clincial Document Architecture, CDA）而开发的，所以 HL7 FHIR 的开发是集众家之长。同时 HL7 FHIR 也应用了最新的网络标准，而且着重强调标准的实施性。FHIR 的目标是在不牺牲数据完整性的基础上尽量简化标准的实施。HL7 FHIR 可以独立使用，亦可以与其他标准联合使用。

资源（Resource）是 HL7 FHIR 的基本构成单元。一个资源就是一个商用对象，也是一个模块化的成分。例如一个病人、一个手术步骤、一个处方或一个观察均可以成为一个资源。一个资源通常包括以下要素：定义（Definition）、数据要素（Data Elements）、数据类型（Datatype）、原数据（Metadata）、人类可读部分（通常是 Xhtml 格式的摘要）、可扩展部分、一个 URL 地址作为识别 ID。所有的交换内容都可以定义为资源。资源可以有广泛的用途，从纯临床内容（例如诊疗计划或诊断报告）到纯基础设施（例如消息抬头）。资源也可以被理解为是一些信息模型的集合，这些信息模型是用数据要素、限定条件及其关系来定义健康医疗领域的商用对象。在健康医疗领域、常用的商用对象（例如，病人一个检查步骤）并没有统一的定义。FHIR 标准试图使用资源来定义这些常用的商用对象，随后以组合的方式将资源关联起来，并以可以计算的形式（即自动处理的形式）实施并通过用户界面共享。资源可以是 XML 格式、JSON 格式或 RDF 格式，HL7 网站已经发布了一定数量的资源可供用户参考、扩展或修改。由于单一资源的使用有限，在现实世界中资源的使用通常不是单一的，所以资源之间可以互相指代、参考。[①]

病人作为一个资源是个通用概念（Generic），一个描述张三的病人资源就是一个病人资源的实例（Resource Instance）。FHIR 标准首先定义了通用概念，例如病人作为一个资源。这个通用概念在 FHIR 的设计中包括基本的数据元素，绝大部分的应用实例都需要这些元素，比如姓名、出生年月等。然而在现实世界中，为了让通用概念在不同的上下文，不同情境、不同国家都有用，除了通用的部分，每个资

---

① HL7. HL7 FHIR: Release 4[EB/OL]. [2020-12-01].https://www.hl7.org/fhir/overview.html.

源亦需要可扩展的部分（Extension）以及相应的限制（Constraints）以便于其被有效地利用。例如一个描述病人张三的 FHIR 资源，如果在中国使用，很可能就有一个身份证号码作为一个扩展；如果在英国使用，很可能就有一个国家卫生服务号码（The United Kingdom National Health Service, NHS）作为一个扩展；如果在美国使用，就有一个医疗保险种类及号码。FHIR 的资源在实际使用的时候，不是所有的数据元素都必须有数值（比如死亡日期），同时如果具体资源实例有扩展，系统也需要具备相应的处理扩展部分的能力。

除了资源之外，FHIR 的另一个重要组成成分是 API，即连接和交互两个应用之间的数个界面。为了实施 API，FHIR 的规格主要是针对 RESTful 界面的。

HL7 FHIR 设定界面规格，其标准指定健康应用之间的数据交换的内容，如何实施交换以及如何管理交换。FHIR 定义了通过以下方法进行数据交换：通过 RESTful API，通过发送和接受消息，通过交换文档（例如一个血常规检查报告），通过触发服务。消息通常是一个事件（Event）触发了发送系统发送信息，比如，医生给病人开了一个做 CT 检查的处方；接受系统通常需要根据发送的信息做出相应的反应，比如，安排 CT 检查。服务通常类似于消息，然而规模更小一些。例如，在临床决策支持过程中，判断药物 A 是否能给病人 B 服用，当病人 B 已经服用药物 C、D、E。这个判断就是服务的一种。

HL7 FHIR 的资源可以相当容易地组装入运行的系统中解决现实世界的临床和管理问题，而且与现存的其他方法相比代价相对较低。HL7 FHIR 可用于以下情况：智能手机的应用、云交流、电子病历为基础的数据共享，以及大型医疗机构的服务器端交流，等等。HL7 FHIR 网站有更详细的内容，可供具体实施 FHIR 标准提供指导，欲知更多详细的使用实例，请读者参考 HL7 FHIR 标准的具体说明。[①]

虽然国际上存在大量的健康医疗领域标准，本章只粗浅地介绍了其中的几个常用例子，但是在健康、医疗领域病人信息的交互性目前并未完全实现，更不要提电子病历之间的准确交换和再使用。可以说，在健康医疗领域存在有相当数量的标

[①] HL7. HL7 FHIR: Release 4[EB/OL]. [2020-12-01].https://www.hl7.org/fhir/overview.html.

准和术语，毫无疑问地帮我们更进一步地接近了达成健康信息交互性的目标，但是我们目前尚未实现该目标。在标准领域目前存在的主要问题至少有以下几点：（a）太多标准是个现状，但是同时缺乏行业公认、公用的标准；（b）大多数标准都是各组织自愿采用、使用，对于是否采用，什么时候采用缺乏约束力；（c）复杂多变的临床诊疗使得单一标准很难满足临床诊疗活动的现实而多样化的需求。对于健康信息学领域的从业人员来说，为了实现真正的健康信息的交互以及病人电子病历之间的交互，我们还任重道远。

第七章　健康信息资源与利用

消费者健康信息学是一个近年来新近发展的健康信息学的分支。伴随着互联网的普及，互联网技术和计算机软硬件的迅猛发展，越来越多的人关心自己的健康状况，越来越多的患者希望更快、更好地获得健康信息，浏览自己的电子健康病历（例如通过患者在线病历入口），更进一步明确对自身医疗数据的拥有权（例如个人电子健康病历数据），以及更方便地、多渠道地获取医疗服务（例如通过远程医疗），更密切地与医护人员及时、充分交流，消费者健康信息学应运而生。本章主要介绍消费者健康信息学、常见应用（例如个体电子健康病历），以及针对大众的健康信息资源。

第一节　消费者健康信息学

消费者健康信息学至少有几十年的历史了，其定义也随着时代的变迁、技术的进步不断演化。最早在 1993 年汤姆·弗格森（Tom Ferguson）及其同事提出的关于消费者健康信息学的定义如下 [1]："消费者健康信息学就是将病人纳入诊疗预防的过程中。"该概念与传统的诊疗活动以医护专业人员为中心的范式有所不同，重点向病人偏移。随后 Tom Ferguson 及其同事提出了一个更加全面的关于消费者健康信息学的定义："面向健康消费者开发、应用的计算机及电子通信应用及界面的研究。" [2] 在 2009 年吉本斯（Gibbons）及其同事关于消费者健康信息学的定义如下 [3]："任何电子工具、技术、电子应用用于直接与消费者交互从而提供或使用个体化的帮助，以促进患者更好地管理其自身健康或相关的诊疗活动，不管该过程有无医护人

---

[1] DEMIRIS G. Consumer Health Informatics: Past, Present, and Future of a Rapidly Evolving Domain[J]. Yearbook of Medical Informatics, 2016, 25（S 01）: S42-S47.

[2] DEMIRIS G. Consumer Health Informatics: Past, Present, and Future of a Rapidly Evolving Domain[J]. Yearbook of Medical Informatics, 2016, 25（S 01）: S42-S47.

[3] DEMIRIS G. Consumer Health Informatics: Past, Present, and Future of a Rapidly Evolving Domain[J]. Yearbook of Medical Informatics, 2016, 25（S 01）: S42-S47.

员的参与。"在 2008 年消费者健康信息正式被收录为 MeSH 词条，其给出的定义为 [1]："面向医学和医疗活动潜在用户的信息。其重点在于自我护理、预防服务以及面向社区的信息分布及使用。"在 2018 年消费者健康信息学被正式收录为 MeSH 词条，其定义为："面向消费者和病人的信息学分支。"纵观不同的定义，似乎贯穿始终的主线是健康消费者，即那些愿意为维护自身健康、积极参与疾病预防和自我管理的大众。

消费者健康信息学主要针对人群是普通大众，不特意地针对某个患者群体或健康医疗从业人员。由于其潜在的、大规模用户的存在使其应用具有极高的潜在市场价值，同时由于绝大多数的应用在保健范畴，相应的法律法规与医疗范畴的应用相比，要宽泛很多，因此该领域在最近几十年得以迅猛发展。消费者健康信息学由于其用户对象背景来源异构化程度高，不同于医疗专业人员，因此其应用、软硬件、设备在开发过程中，术语的选用、文本的撰写必须符合多层次用户的阅读水平。同时这个领域也不完全等同于移动健康（Mhealth）、远程医疗（Telehealth），虽然三者之间有多重交叉。

消费者健康信息学的常见应用包括，个人健康病历（Personal Health Records）、患者在线病历入口（Patient Portal）、在线健康资源、个体保健应用，例如计步器、智能手机应用、可携式血压仪、血氧测试仪或血糖测试仪。个体保健应用部分请参考移动健康章节，下文主要逐一介绍其他的应用。

第二节　消费者健康信息学应用实例

一、个人电子健康病历

个人电子健康病历是最传统的、使用最广泛的消费者健康信息学应用之一。MeSH 词条给出的个体健康病历定义如下 [2]："以时间线为轴的纵向的、由患者维护

---

[1] National Library of Medicine @ NIH. Medical Subject Headings: MeSH[EB/OL].[2020-12-01].https://www.nlm.nih.gov/mesh/meshhome.html.

[2] National Library of Medicine @ NIH. Medical Subject Headings: MeSH[EB/OL].[2020-12-01].https://www.nlm.nih.gov/mesh/meshhome.html.

的、关于患者个人健康历史的记录和工具，患者个人对使用权有完全控制。"个人健康病历其来源可包括多个电子健康病历或电子医学病历，以及个人收集、录入的与健康相关的数据。与电子健康病历（Electronic Health Record, EHR）和电子医学病历（Electronic Medical Record, EMR）相比较，个人电子健康病历是由每个个体完全控制的健康病历，即每个个体可以决定其他人是否可以浏览、使用自己的个人健康病历。而 EHR 或 EMR 则主要是由医护人员控制（更改、浏览、使用权限）的关于个体的电子健康记录。

个人电子健康病历有几种形式[①]：电子健康病历的扩展版，通常部分电子病历的内容可以提供给患者个人浏览、使用，但是任何更改通常不会直接反馈或反映到电子病历中；独立版，不与其他系统相关联，个人用户（即患者或其授权人）需要输入所有数据；与其他系统的整合在线版，通常数据可以从不同来源直接导入个体健康病历中。个体健康病历虽然不似电子健康病历那般几乎是整个健康信息学的中心节点议题，但是也由于其独特的、完全由个体掌控的性质，在过去几十年有了长足的发展。

常见的包括在个人电子健康病历中的数据类型包括患者的问题（疾病、症状）列表，所经过的医学检查、主要疾病、负责医生、护士列表、过敏数据、居家监控数据（例如血糖、血压值）、家族史、社交史、生活习惯，免疫接种记录，实验室检查结果等。从另一个维度看个人电子健康病历中包括的数据，也应该包括主观数据和客观数据。主观数据可以是症状描述，客观数据可以是血压仪测出的血压读数。

个人电子健康病历的数据来源主要包括以下几个：医疗机构（例如电子医学病历中的部分内容可能被直接导入个人电子健康病历中，或者一些实验室测试结果可能被直接导入个人电子健康病历中）及患者本人（例如手动输入的数据，或者从个人用的血糖仪、血压仪中直接导出数据到个人电子健康病历中）。主观或者客观数据都可能是手动录入的，尽管绝大多数客观数据应该能被自动导入个人电子健康病历。

---

① TANG P C, ASH J S, BATES D W, ET AL. Personal Health Records: Definitions, Benefits, and Strategies for Overcoming Barriers to Adoption[J]. Journal of the American Medical Informatics Association, 2006, 13（2）: 121-126.

二、个人电子健康病历的益处，挑战、增加使用率的策略

虽然关于个人电子健康病历的工作很多，但是有针对性地评价个人电子健康病历的临床益处及其对个体健康的促进作用的研究并不多。一篇发表于 2013 年的综述文章只包括了 5 篇相关的原始研究文章[①]。其中劳（Lau）及其同事的研究表明（经过 6 个月的随访）：使用个人电子健康病历组的参与者比对照组相比，更多地接种流感疫苗（6.7%，95% 可信区间 1.5 到 12.3），更多地寻求健康医疗服务（11.6%，95% 可信区间 3.6 到 19.5）[②]。纳吉卡尔迪（Nagykaldi）及其同事的研究表明（经过12 个月随访）：使用患者在线病历入口的干预组收到 84.4% 的推荐的预防服务，而对照组则收到了 67.6% 推荐的预防服务；在有慢性病的干预组受试者中有 82.5%的病人接种了肺炎球菌疫苗，而对照组的接种率只有 53.9%；同时干预组的受试者更多地认同以患者为中心的理念，与比对照组比较有显著增加[③]。瓦格纳（Wagner）及其同事的研究表明（经过 12 个月的随访）：对于个人电子健康病历的活跃用户（虽然只占所有用户的 25%），平均的舒张压降低了 5.25 毫米汞柱[④]。格兰特（Grant）及其同事的研究表明（经过 12 个月的随访）：使用网络版的个人电子健康病历（即在线病历入口）中关于糖尿病模块的用户，更活跃地参与到对糖尿病的诊治中，更有可能调整糖尿病用药，更关注将各项生理指标（如血糖、血压、血脂）调控到理想范围[⑤]。综上，使用个人电子健康病历似乎与更活跃地参与到疾病的诊疗、预防，控制等的活动中紧密相关。显然个人电子健康病历可被用于更好地将患者纳入诊疗

① KALRA D, FERNANDO B. A Review of the Empirical Evidence of the Healthcare Benefits of Personal Health Records[J]. Yearbook of Medical Informatics, 2013, 22（01）: 93-102.

② LAU A Y S, SINTCHENKO V, CRIMMINS J, ET AL. Impact of a Web-based Personally Controlled Health Management System on Influenza Vaccination and Health Services Utilization Rates: A Randomized Controlled Trial[J]. Journal of the American Medical Informatics Association, 2012, 19（5）: 719-727.

③ NAGYKALDI Z, ASPY C B, CHOU A, ET AL. Impact of a Wellness Portal on the Delivery of Patient-Centered Preventive Care[J]. The Journal of the American Board of Family Medicine, 2012, 25（2）: 158-167.

④ WAGNER P J, DIAS J, HOWARD S, ET AL. Personal Health Records and Hypertension Control: A Randomized Trial[J]. Journal of the American Medical Informatics Association, 2012, 19（4）: 626-634.

⑤ GRANT R W, WALD J S, SCHNIPPER J L, ET AL. Practice-linked Online Personal Health Records for Type 2 Diabetes Mellitus: A Randomized Controlled Trial[J]. Archives of Internal Medicine, 2008, 168（16）: 1776-1782.

活动中，并在保持个人健康的各个环节扮演一个活跃的参与者角色，这将对保持个人的健康状态至关重要。同时另一个问题也值得思考，那就是到底什么样的益处或者临床相关的结果是应该或可以被用于测量、评价个人电子健康病历。对这个问题的清晰答案决定着个人电子健康病历益处评价研究的设计，尤其是对长期的益处评价至关重要。

但是个人电子健康病历最大的瓶颈之一是用户使用率低。究其原因，难于方便地得到或导入健康数据是个很大的瓶颈。试想，详细的病史、用药史、家族史、疫苗接种史、疾病的治疗进程、生活方式的记录、维护和更新等对于有慢性病的个人可能成为一个相当大的负担，尤其是如果完全手动进行数据录入。对于不是特别投入的用户，或者尚未直接受益于个人电子健康病历的用户，长期、投入地录入数据、维护、更新记录可能难以持久。但是对于家庭中需要追踪、记录健康状况的老人和孩子，频繁使用诊疗服务的个人，慢性病患者，个人电子健康病历则可能更有生命力[1]。此外提供针对个体患者的建议、提醒及相关教育资源，而不是对所有患者提供相同的内容，也是提高用户使用率的重要因素之一[2][3]。

此外关于个人的健康信息通常分布在多个地点，例如不同的医院，不同的医生及诊所。能整合不同来源的个人电子健康记录是最理想的状况，但是现实是分布在不同地点的电子健康信息常常不能自由流动、整合，这对于完整的个人电子健康病历记录就是个很大的挑战。数据录入是最常见的个人电子健康病历采纳的瓶颈。其次，经济和市场力对个人电子健康病历的采纳和成长亦没有提供一个有前景的未来，一些公司的倒闭，缺乏持续的效益或收益，都是导致个人电子健康病历前景不明朗的主要因素。个人关于健康信息的隐私顾虑，医疗从业人员关于法律、法规方面的顾虑都是个人电子健康病历采纳过程中的常见障碍。此外从个人角度讲，对个人电子健康病历的采纳即表明接受与此相关的健康诊疗任务，持续地更新数据，与

---

① IRIZARRY T, DABBS A D V, CURRAN C R. Patient Portals and Patient Engagement: A State of the Science Review[J]. Journal of Medical Internet Research, 2015, 17 (6): e4255.
② DEMIRIS G. Consumer Health Informatics: Past, Present, and Future of a Rapidly Evolving Domain[J]. Yearbook of Medical Informatics, 2016, 25 (S 01): S42-S47.
③ IRIZARRY T, DABBS A D V, CURRAN C R. Patient Portals and Patient Engagement: A State of the Science Review[J]. Journal of Medical Internet Research, 2015, 17 (6): e4255.

医护人员协作，积极地参与诊疗活动的各个环节，这对于个人是个很大的挑战，尤其考虑到这个投入的活动、时间、精力是长期的责任和投资。因此对于个体而言，在日常繁忙的工作、生活之余再增加此项任务，尤其是长期、持续地投入时间和精力需要很大的决心。同时从医护人员的角度讲，可能他们会有一种领地被侵犯的感觉，因为就传统而言，是医护人员完全掌握关于个体的健康医疗数据[①]。

三、患者在线病历入口

患者在线病历入口通常都是与某一个医疗机构的电子病历相关联，通过患者在线病历入口提供该患者的部分电子病历数据供患者浏览、使用。患者在线病历入口是常用的、用于提高患者参与其诊疗与健康相关活动的健康信息学工具。很多用户常常亦将此类在线病历入口列为个人电子健康病历的一种。患者在线病历入口通常提供如下功能[②]：

（a）每次诊疗活动之后提供诊疗摘要；

（b）患者与医护人员之间能进行安全的信息交流；

（c）浏览、下载、转移个体的健康数据；

（d）提供有针对性的患者教育资源；

（e）基于预防服务的、面向患者的提醒（例如流感季节提醒流感疫苗的接种）；

（f）用药对比以提供最新的用药列表。

医护人员对患者在线病历入口使用的支持和鼓励，对于患者采纳及坚持使用患者在线病历入口至关重要。其实一些来自患者对自身生理、病理数据的监测（例如血糖、血压的日常记录），生活方式的报告，如果能定期与医护人员共享，可能会对医护人员的决定提供更丰富的信息，以便于他们做出更准确的决定。但是同时我们也应该认识到，这种来自患者报告的数据，本身不是电子医学病历的一部分，

---

① TANG P C, ASH J S, BATES D W, ET AL. Personal Health Records: Definitions, Benefits, and Strategies for Overcoming Barriers to Adoption[J]. Journal of the American Medical Informatics Association, 2006, 13（2）: 121-126.

② IRIZARRY T, DABBS A D V, CURRAN C R. Patient Portals and Patient Engagement: A State of the Science Review[J]. Journal of Medical Internet Research, 2015, 17（6）: e4255.

如果长期地要求医护人员审核此类数据并据此调整诊疗措施，对于医护人员可能是额外的负担及责任 ①。

患者在线病历入口和个人电子健康病历一样，其有用性和易用性是决定用户是否采纳、是否愿意持续使用的重要因素 ②。易用性通常是根据导航的难易程度、术语的理解程度和用户的直觉性之间的差异决定的。有用性则可能是用户的认知，用户认为是否有用，或者有客观证据证明其有用性。用户通常青睐于提供方便功能的应用，例如，方便、容易地与医护人员联系、交流，处方药的续药，能够浏览多家族成员的病历，易读，方便打印的医疗摘要，尤其与家庭成员及医护人员及时共享信息被视为方便功能的应用。其中排在首位的患者在线病历入口特性是：个体化的信息提供，以及患者与医护人员之间的合作交流。其中患者在线病历入口被认为是一个非常方便的、用于医患及时交流的平台。这样的交流对于更好地鼓励患者积极参与到自身相关的诊疗活动中非常重要。

第三节 消费者健康信息素养

一、健康信息素养的定义

健康信息素养是这样定义的："个体获得、处理和理解健康信息和需要的服务的程度，以便于做出相应的健康决定。" ③健康信息素养包括多个方面：基于数字的理解，基于文字、概念的理解，对于信息的整合能力及计算机技能。用户的健康信息素养是决定用户是否采纳、使用、持续使用个人电子健康病历或患者在线病历入口的重要指标。通常用户的健康信息素养越高越有可能采纳并持续使用这些消费

① DEMIRIS G. Consumer Health Informatics: Past, Present, and Future of a Rapidly Evolving Domain[J]. Yearbook of Medical Informatics, 2016, 25 (S 01): S42–S47.

② IRIZARRY T, DABBS A D V, CURRAN C R. Patient Portals and Patient Engagement: A State of the Science Review[J]. Journal of Medical Internet Research, 2015, 17 (6): e4255.

③ Institute of Medicine| Board on Neuroscience and Behavioral Health Committee on Health Literacy. Health Literacy: A Prescription to End Confusion[M]. Washington DC: National Academies Press, 2004.

者健康信息学应用。一方面提高用户的健康信息素养是个漫长的过程，不太可能在一朝一夕实现；另一方面对于这些应用的开发者，如何更好、更方便、更容易地为所有用户，不仅仅是受到过良好教育的用户，提供工具、服务是个重要议题。通常普通用户在使用患者在线病历入口（或其他应用）的时候不了解艰深、晦涩的医学术语，以及如何、何时更正发现的错误。其他一些常见的电子产品的有用性指标也是决定用户是否满意的重要指标：导航的难易程度、数据输入的问题、概念的理解和解释。目前已有研究发现使用更多的图像、插图、视频、详细的关于术语的解释，对于一些数据的可视化表示都能提高用户的使用满意度[1]。

针对不同的用户健康信息素养水平，提供的服务，选择合适的术语和描述对于消费者健康信息学应用的开发者来说是个比较实际的选择。在英语世界，阅读水平和信息素养都有不同的工具来测量，以此提供更准确的关于用户的信息素养或阅读水平。通常 8 年级英语水平是基本英语（plain English）阅读水平的分界线。为了最大程度地保障各种用户能方便地使用消费者健康信息学应用，一个比较保险的策略就是使用尽量简单、平实的语言和描述，避免医学术语。应用推出前应该有多层次的用户测试、使用。从长远角度看，准确测量用户的阅读水平以及电子应用所提供的文字水平，并最大程度地让二者相匹配，应该会提高用户使用率及满意度。

二、常用面向公众的健康信息资源、检索和利用

目前存在越来越多的、常用的、针对消费者的在线健康资源。由于目标用户是普通大众，有别于医护人员，因此在资源采集、撰写、编排的时候都有别于针对医护专业人员的健康信息资源，例如医学研究期刊。下文即将介绍几种常用的英文大众健康资源：美国国立医学图书馆创建维护的 MedlinePlus[2]，MedlinePlus：遗传学（从前的遗传学家用参考，Genetics Home Reference）[3]，梅奥临床（Mayo Clinic）

---

① IRIZARRY T, DABBS A D V, CURRAN C R. Patient Portals and Patient Engagement: A State of the Science Review[J]. Journal of Medical Internet Research, 2015, 17（6）: e4255.

② U.S. National Library of Medicine. MedlinePlus: Trusted Health Information for You [EB/OL].[2021-03-03].https://medlineplus.gov.

③ U.S. National Library of Medicine. MedlinePlus: Genetics [EB/OL].[2021-03-03].https://medlineplus.gov/genetics.

出品的健康信息^①，WebMD^②。

MedlinePlus 是针对患者及其家属、亲友的健康信息资源。美国国立医学图书馆创建、维护 MedlinePlus 的宗旨是为公众提供高质量、可信赖、与疾病健康相关的、易于理解的健康信息资源。目前该资源提供英语和西班牙语的双语信息。其具体内容涉及健康主题、人类遗传学、医学测试、药品、保健品以及健康食谱。MedlinePlus 收录的资源来自至少 1600 个精挑细选的组织；其中包括 4 万英文链接和 1.8 万西班牙语链接，链接来源均为权威健康信息源。在 2018 年有 2.77 亿用户浏览了 MedlinePlus 超过 7 亿次。

其中 MedlinePlus 健康主题包括健康信息以及超过 1000 种疾病的症状、病因、治疗和预防。每个健康主题网页都包含有与美国国立卫生研究院以及其他权威来源的信息链接。有时信息链接也包括 PubMed 的查询结果等。为保证 MedlinePlus 的来源信息质量，美国国立医学图书馆一直秉承严格的甄选标准控制 MedlinePlus 的信息来源。

MedlinePlus 包括有超过 150 种用于筛查、诊断、或指导治疗用的医学测试。每一个关于测试的描述都包括该测试的目的、医疗人员出具处方要求标注测试的原因、测试的感觉、测试结果的含义，等等。MedlinePlus 亦包括医学百科全书，具体包括广泛收集的医学影像、视频，以及关于疾病、测试、症状，损伤以及外科学的 4000 余篇文章。

MedlinePlus 的药物和保健药物部分包括处方药、非处方药、保健药品以及草药。该部分亦与美国健康系统药师协会的消费者用药信息相关联，后者提供超过 1500 种商品药，处方药，非处方药的副作用，用药禁忌，常用剂量，储存规定。自然医学综合数据库消费者版也是另一个与 MedlinePlus 的药物和保健药物部分相关联的资源，该资源收集了替代治疗的相关信息，有超过 100 种关于草药和保健品、补充剂的单行本。

MedlinePlus 的健康食谱提倡食用大量蔬菜和水果，脱脂或低脂奶制品，多种

---

① Mayo Clinic. Patient Care and Health Information[EB/OL].[2021-03-03].https://www.mayoclinic.org/patient-care-and-health-information.

② WebMD. WebMD[EB/OL].[2021-03-03].https://www.webmd.com.

蛋白质、健康油。每个食谱都包括一个相应的、完整的营养信息列表。其他收集的信息包括：（1）多种语言的健康信息资源，超过 60 种不同语言的文档、音频信息和视频信息；（2）易于理解的材料，而且提供这些材料与易读、易用、易理解的健康信息资源的链接；（3）视频及工具：解释健康、医学主题的视频、教学单元、计算器，知识测试。同时 MedlinePlus 亦允许健康组织和健康信息技术提供商提供 MedlinePlus 与患者在线病历入口、电子健康病历系统的链接。MedlinePlus 可以通过网络服务、XML 文件以及 RSS 提供数据。

MedlinePlus 可以通过主题的分类进行浏览，或者使用关键词查询需要的内容。例如在健康主题下用户可以通过字顺找到需要的主题，或者通过以下分类进一步定位需要的主题：身体定位 / 系统（例如骨、关节和肌肉），或疾病，或状况（例如感染），或人群分组（例如老年人），或诊断和治疗（例如症状），或健康和保健（例如饮食和营养）。

MedlinePlus：遗传学，曾经是美国国立医学图书馆创建、维护的、面向公众的遗传学资源：遗传学家用参考，后来该资源被 MedlinePlus 合并，成为现如今的 MedlinePlus：遗传学。MedlinePlus：与遗传学包括详细的、关于遗传变异在人体健康中造成的影响，以及广泛的、与遗传学相关的、关于健康和维护健康的信息。由于该资源面向公众，患者，及其父母、亲友，因此，该资源提供的信息注重是否易于理解。MedlinePlus：遗传学包括 1300 种遗传疾病，1400 种相关基因，全部人类染色体以及线粒体 DNA。该资源亦包括丰富的遗传学手册插图。帮助用户理解遗传学部分更提供了基本的、关于基因如何作用、突变如何导致疾病，以及关于遗传测试、基因治疗、遗传学研究、精准医学等方面的最新信息。

WebMD 是面向大众的健康信息和知识的内容提供者，同时亦向用户提供及时的、关于健康方面的新闻，提供对虚拟社区的支持和交互性的工具。WebMD 的主要内容撰写者包括新闻从业人员、有行医执照的医生、医学绘图人员、健康信息交流专家、临床信息学专业人士，以及医学和护理学的从业人员。作为一个商业化的健康信息网站，WebMD 非常重视内容的质量和可信度，以及内容撰写人员的资质。

WebMD 的网站主要包括以下几个大的方面：

（1）健康主题

按字顺排列的常见健康主题

所有健康主题

（2）药物和保健品

按字顺排列的常用药

按字顺排列的所有药物

（3）保持健康生活习惯

饮食和健身

美容和平衡

保持健康

（4）家庭和怀孕

怀孕

为人父母指南

宠物养护基本知识

（5）新闻及专家

WebMD 在其首页页脚明确标识：WebMD 不提供医学建议、诊断或治疗。但是 WebMD 网站提供的交互工具可以用于寻找就近的执业医师、牙医，自查症状，联系就医，查询药品最低价格等服务项目。WebMD 亦提供专用的智能手机应用，例如用于怀孕、婴儿或过敏的应用。其中 WebMD 网络亦包括著名的 Medscape。Medscape 是应用非常广泛的、针对医护专业人员提供的、为提高医疗质量而开发维护的综合性临床信息资源。

WebMD 也可以通过以上列举的分类系统定位需要的内容，或者用户直接使用该网站提供的用户查询框，通过关键词查找所需信息。

梅奥临床的网站提供关于患者就诊需要的指导，面向医护专业人员的资源和面向大众的健康信息资源，以及用于研究的资源。面向大众的健康信息资源是我们此处介绍的重点：患者诊疗和健康信息。其中包括疾病和状况，症状，测试和医学步骤，药物和保健品四大类别。每个类别之下又有按字顺排列的具体索引。例如症状类别之下，如果点击"C"，就可看到咳嗽是收录的词条之一。点开可见关于咳嗽的如下内容安排：

- 基本内容

  定义

  病因

  何时应该去看医生

- 详细深入地解释

  相关词条交互参考链接

- 资源

  全部参考文献

  梅奥医疗的相关产品和服务

  交互参考链接

- 专家问答

- 来自梅奥临床的相关新闻

对于疾病的健康相关信息，其组织稍有不同，例如在阿尔茨海默病目录之下有下列具体类别信息：症状和病因，诊断和治疗，医生和科室，梅奥临床提供的诊疗。每一个类别之下都有详细的内容。例如在症状和病因中包括了下列内容：概述，各系统详细症状描述（例如个性和行为的改变，记忆的变化，思考和推理能力），病因，危险因素，并发症，预防。在梅奥临床提供的诊疗部分，关于梅奥临床的行医地点、如何安排旅行、住宿选择等实际问题都有建议。在医生和科室的介绍中有医生的照片，行医地点及专长介绍。

公民医学—All of us 项目。2015 年美国国立健康研究院启动的"我们所有人"（All of us）研究项目，计划在全美招收 100 万公民参与的、构建史上最全、最多样化的健康数据库 [1][2]。招收公民需要多样化背景，保存的数据包括生物数据、基因测

---

① All of Us Research Program Investigators. The "All of Us" Research Program[J]. New England Journal of Medicine, 2019, 381 (7) : 668-676.

② NIH All of Us Research Program. All of Us Research Program [EB/OL]. [2021-03-03].https://allofus. nih.gov.

序数据、生活方式记录数据、家族史以及环境健康相关数据。其根本目的是通过收录大样本、多背景的个体，详细记录个体数据，通过整合、分析、为精准医学实践（例如鉴定出疾病的危险因素、找到适合患者背景的最佳治疗方法）并为降低医疗花费提供依据。该项目的核心价值观包括：公开参与，招收对象面对所有人；因此参与者即反映了美国居民的多样化背景；参与者即合伙人，贡献数据的同时也能知晓自身的健康状况；参与者对自己数据的使用、共享有知情权，同时对于自己数据的共享程度有选择权；所有参与者可以获得自己的数据；所有的数据经匿名化处理后，可以被用于以研究为目的的活动，只要使用人的申请经过批准后即可。由于涉及个人健康信息，因此保护信息的安全性和隐私是该项目最重要的职责之一。美国的医学界期望通过此项目作为催化剂，取得关于健康相关研究的多方面突破性进展，为未来提供更好、更精准、更有效力、价格更合理的医疗健康服务提供重要依据。

三、小结

消费者健康信息学在过去几十年得到了长足而迅猛的发展，这个学科及其应用为消费者、大众更活跃地参与到疾病诊疗、预防、自我管理中，从而提高整体人口的健康水平做出了重要贡献。同时我们也应该认识到这些工具和资源虽然已经发挥了重要的作用，而且有巨大的潜力，但是获得健康诊疗的机会仍旧存在不平等现象，而且在技术发展迅猛的背景下，此种不平等有进一步加剧的倾向。其中患者对患者在线病历入口的使用受到下列因素影响：年龄、种族、教育水平、健康信息素养、健康状况、是否提供护理任务。我们不得不指出，只有人人能够获得这样的资源，能够负担起使用相应的应用，能够真正地将这些资源和工具无障碍地用于日常生活中，那么这些应用工具真正的影响力才能大范围、无差别地被体现。这也是消费者健康信息学最重要的目标之一：提高人口的健康水平。

第八章 健康信息管理与信息系统

第一节 电子病历系统

一、电子病历系统的定义

2005 年，国际标准化组织（International Organization for Standardization，ISO）将电子病历定义为"计算机可处理的与个体健康相关的信息库"，其主要目的是支持持续、高效、高质量的综合医疗保健，包括过去、现在以及将来的信息，可认为是一个宏观的、顶层的定义。[1]

2008 年，健康信息技术国家联盟（National Alliance for Health Information Technology）提出，电子病历（Electronic Health Record，EHR）是指个人健康相关信息的电子记录，它要符合国家认可的互操作标准，可被一个以上的医疗机构的医护人员创造、收集、管理和咨询。[2]

2009 年，中华人民共和国卫生部在《电子病历基本架构与数据标准（试行）》中将电子病历定义为"由医疗机构以电子化方式创建、保存和使用的，重点针对门诊患者、住院患者（或保健对象）临床诊疗和指导干预信息的数据集成系统，是居民个人在医疗机构历次就诊过程中产生和被记录的完整、详细的临床信息资源"。[3]

2010 年，中华人民共和国卫生部在《电子病历基本规范（试行）》中将电子病

---

[1] ISO/TR 20514: 2005 Health informatics – Electronic health record – Definition, scope and context [EB/OL].[2021-02-08]. https://www.iso.org/standard/39525.html.

[2] WAGER K A. Health Informatics: Practical Guide for Healthcare and Information Technology Professionals[M].6th ed.2014.

[3] 卫生部、国家中医药管理局关于印发《电子病历基本架构与数据标准（试行）》的通知 [EB/OL]. [2021-02-08].http://www.nhc.gov.cn/bgt/s6718/200912/45414.shtml.

历定义为"在医疗活动过程中使用医疗机构信息系统生成的医疗记录"。[1]

与 EHR 相似的概念还有电子医疗记录（Electronic Medical Record，EMR）和个人健康记录（Personal Health Record，PHR）等。从范畴上来看，EMR 侧重于在一个医疗机构内部流通的电子记录，而 PHR 侧重于由个人管理、共享和控制的来自不同数据源的电子记录。[2] 从使用上来看，EMR 更广泛地用于北美和日本等地区和国家，美国医疗信息与管理系统协会（Health Information and Management Systems Society，HIMSS）将 EMR 定义为主要由临床数据库、临床决策支持系统、受控医疗词汇表、计算机化医嘱系统、药品管理系统以及临床文档应用程序等组成的应用环境，可认为 EMR 是限制在医疗领域的一个特定情况，日本卫生信息系统行业协会将 EMR 分为部门电子医疗记录、部门间电子医疗记录、医院电子医疗记录、医院间电子医疗记录、电子医疗服务记录五个等级，而 PHR 则主要在美国使用，美国健康信息管理协会（AHMIA）将 PHR 定义为一种电子化的终身资源，是为个人提供医疗决策时所需要的医疗信息，由服务对象控制并至少部分是由服务对象记录的。[3] 有学者认为 EHR、EMR 和 PHR 的关系是：EHR 的范围最大，EMR 和 PHR 为其子集，且它们之间是交叉关系。[4]

二、电子病历系统的发展

电子病历系统的萌芽期可追溯到 20 世纪六七十年代。美国一些高校医疗中心首先建立了他们的系统。第一个电子病历系统是 60 年代中期洛克希德（Lockheed）教授建立的临床信息系统，先后出售给 Technicon 公司、TDSS Healthcare 公司、Eclipsys 公司，现在是 Allscripts 公司的一部分[5]。此系统对后来的其他系统影响很大，

---

[1] 卫生部关于印发《电子病历基本规范（试行）》的通知 [EB/OL]. [2021-02-08].http://www.gov.cn/zwgk/2010-03/04/content_1547432.htm.

[2] WAGER K A. Health Informatics: Practical Guide for Healthcare and Information Technology Professionals[M].6th ed.2014.

[3] 朱妍昕，徐维 . 我国电子病历定义定位研究 [J]. 医学信息学杂志，2015, (6):2-6.

[4] STEAD W W, KELLY B J, KOLODNER R M. Achievable Steps Toward Building a National Health Information Infrastructure in the United States[J]. Journal of the American Medical Informatics Association, 2005, 12（2）: 113-120.

[5] AMATAYAKUL M. Electronic Health Records: A Practical Guide for Professionals and Organizations[M].3rd ed. 2007.

因为它的处理速度和灵活性可以使其同时容纳很多用户并立刻做出响应。同时，犹他大学和 3M 公司开始合作建立了最早的临床决策支持系统，即逻辑运算式健康评估系统（Health Evaluation through Logical Processing，HELP）。1968 年，马萨诸塞人民医院开始试运行哈佛大学参与开发的计算机存储式门诊病历系统（COmputer STored Ambulatory Record，COSTAR），它包含了模块化设计、同义词匹配等几个新的特点 [1]。1976 年，佛蒙特州医药中心医院和问题导向式病历、SOAP 病历格式的创始人劳伦斯·威德（Lawrence Weed）博士合作，共同建立了问题导向式医学信息系统（Problem-Oriented Medical Information System，PROMIS）[2]。几乎同期，美国风湿病协会医学信息系统（American Rheumatism Association Medical Information System，ARAMIS）建立，它以流程图的形式呈现结果，目标是利用数据来帮助改善风湿病的护理情况 [3]。后来美国又相继出现印第安纳波利斯魏莎德纪念医院的病历研究系统（Regenstrief Medical Record System，RMRS）、旧金山加利福尼亚大学的时间概括导向病历（Summary Time Oriented Record，STOR）等电子病历系统。[4] 70 年代，美国联邦政府也开始使用计算机辅助的病历系统（Computerized Patient Record System，CPRS），由于能接触到美国联邦政府的丰富资源，所以该电子病历系统发挥出了巨大的优势，有效减少了医疗失误，提高了电子病历内容的整合度 [5]。

80 年代初，人们认识到工业上标准化的好处，开始建立组织以促进电子医疗信息的广泛利用。早在 1970 年，施瓦兹（Schwartz）教授预测"临床信息分析会在不远的未来变得普及"[6]。美国国家医学科学院（National Academy of Medicine），曾用名美国医学研究院（Institute of Medicine，IOM），自 80 年代中

---

① DICK R S, STEEN E B, DETMER D E, ET AL. The Computer-Based Patient Record: An Essential Technology for Health Care[M]. 2nd ed. 1997.

② WEED L L. Medical Records That Guide and Teach[J]. N Engl J Med, 1968, 278 (11): 593-600.

③ FRIES J F, MCSHANE D J. ARAMIS (the American Rheumatism Association Medical Information System). A Prototypical National Chronic-disease Data Bank[J]. Western Journal of Medicine, 1986, 145 (6): 798-804.

④ WAGER K A. Health Informatics: Practical Guide for Healthcare and Information Technology Professionals[M].6th ed.2014.

⑤ Statement Of The Honorable Roger W. Baker Assistant Secretry For Information And Technology Department Of Veterans Affairs Before The House Committee On Veterans' Affairs Subcommittee On Oversight And Investigation [EB/OL].[2021-02-15]. https://www.va.gov/OCA/testimony/hvac/soi/090714RB.asp.

⑥ SCHWARTZ W B. Medicine and the Computer. The Promise and Problems of Change[M]. Springer New York, 1970.

期开始也一直推荐电子病历系统作为现代医学遇到的许多问题的解决办法之一，鼓励私人和公共基金向电子病历系统的开发倾斜，但此后，电子病历系统却由于各种原因鲜有进展。根据辛堡（Simborg）博士的观点，这主要跟电子病历系统的接受程度较慢有关[1]。直到部分私人企业意识到 IOM 的倡议的价值时，这些企业才共同建立了基于计算机的病历协会（Computer-based Patient Record Institute，CPRI），以消除电子病历系统发展的阻碍。2004 年，布什总统还特别在演讲中提出了电子病历系统的重要性的议题。[2]

2009 年的《美国补助法案》是电子病历系统在美国的重要转折点，该法案提出了对由医疗保险和医疗补助计划认证的电子病历系统的使用进行补助，电子病历系统迎来了发展的大好时机[3]。近年来，电子病历系统在许多发达国家都得到了全面的发展和应用，国内一些公司或研究机构也开始有所研究[4]。我国 2009 年正式启动电子病历试点工作，很快进入了飞速发展的阶段[5]。

三、电子病历的类型

电子病历主要有整合式、来源导向式、协议导向式和问题导向式四种类型。整合式是指将病人数据按照时间顺序记录和展示的电子病历，比如病人医疗需求相关事件的进展、病人遇到问题的先后及其采取行动的次序等。来源导向式是指根据医疗服务的来源来管理的电子病历，即分为医疗记录、护理记录、试验数据、放射结果等，在这种类型的数据记录中就没有临床任务或事件过程的概念。协议导向式是指当病人根据一个标准的治疗方案进行治疗时使用的电子病历，具有高度的任务导向性，会提供对治疗的各个时间点需要做的事的说明，而很少提供关于病人需求的

① BERNER E S, DETMER D E, DONALD S. Will the Wave Finally Break? A Brief View of the Adoption of Electronic Medical Records in the United States[J]. Journal of the American Medical Informatics Association, 2005, 12（1）: 3-7.

② ATHERTON J. Development of the Electronic Health Record[J]. Virtual Mentor, 2011, 13（3）: 186- 189.

③ WAGER K A. Health Informatics: Practical Guide for Healthcare and Information Technology Professionals[M].6th ed.2014.

④ 万志红，范千云，罗东峰，邹鲁民．电子病历系统 [J]．临床医学工程 （6）：74-76．

⑤ 舒婷，刘海一，赵韡．中美电子病历系统十年发展启示 [J]．中国数字医学，2019，14（11）：10-13．

概况。问题导向式是指根据病人的医疗问题清单和相应的整合的治疗方案来管理的电子病历，同样具有任务导向性，不过这里的方案描述的是对于每个问题需要做的事，包括所有病人医疗问题相关事件的进展、试验测试、治疗药物等。

四、电子病历系统的功能模块

一般认为，电子病历系统主要有病人数据的集成视图、临床决策支持、医嘱录入、获取知识资源、集成通信和报告支持五个功能模块。[①]

（一）病人数据的集成视图

电子病历系统的基本用途就是提供病人数据的集成视图。即使这个任务可能看起来相当简单，但是病人数据的获取和组织因为其复杂性、多样性（具有简单数字、静态图、动态图等各种形式）以及数量大和来源分散（来源包括临床试验室、放射部门、独立磁共振成像中心、社区药店、家庭护理代理商）而成为主要的挑战。不同病人数据来源系统往往会采用不同的身份标识符、医学术语和数据格式，每个电子病历系统的管理者必须修改信息的格式，并从来源系统的符号、术语、格式到他们自己电子病历系统可兼容的符号、术语、格式做编码匹配，工作量大大增加。如今，大多数医疗数据来源可以用 HL7 消息来传递临床信息，但是发送者在这些信息的临床观测和指令中往往不采用标准的符号，而使用自己的符号作为标识符，所以通常仍然需要稍微调整少量信息和匹配部分编码。

医生往往需要从宏观上获取这些数据和信息，并需要从不同角度浏览这些数据和信息的情况，比如按报告日期的时间顺序，所以电子病历系统会给出显示一段时间后多个变量改变的流程图，以及适合于医生专长、背景的集成视图，这样医生可以很容易找到最新的个人结果和最近的变化过程。一般的网页浏览器也能给健康护理工作者提供远程浏览病人数据，但需要高级安全协议（如 SSL）来确保通过公共因特网传输的病人数据的机密性。

---

① SHORTLIFFE E H, CIMINO J J. Biomedical Informatics: Computer Applications in Health Care and Biomedicine[M].3th ed.2006.

（二）临床决策支持

电子病历系统的一个重要组成部分是临床决策支持模块。在传统意义上，临床决策支持模块是作为计算机医嘱录入应用的一部分，利用计算机模拟来完成医嘱药物的预防性试验。现在，任何设计出来用于帮助临床决策的软件都属于临床决策支持模块。病人个体特征会与计算机内部的知识库做匹配，以得到接下来辅助医生考虑病人情况的具体评估或推荐。

当医生形成关于病人身体状况的评估并做医嘱决策时，决策支持在这个时候提供最有效。这样的决策支持不仅会使医生遵从建议的行动更容易（如仅仅用鼠标点击"确认"或"接受"），还能保证允许医生控制最终决策。在推荐时，附上简短的理由可能会增加推荐的接受度，同时还会给医生一些启发，效果更佳。

（三）医嘱录入

电子病历系统主要处理药物、试验、X射线、咨询和诊断测试的医嘱，所以电子病历系统可以对上述医嘱进行电子录入。

如果电子病历系统的根本目标是帮助医生做有知识库支持的决策，那么系统往往会在医嘱录入的时候展示相关信息。有几个系统具有在医嘱录入的过程中提供决策支持的能力，例如，一个在范德堡大学医院重症加强护理病房的临床团队使用一个电子表来浏览给病人的行动指令并录入新的医嘱，WIZ Order界面整合了关于病人行动指令、基于电子病历的已有数据的临床警示以及相关文献的摘要的信息。与实验室测试结果有关的临床警示还会提供合适的行动建议[1]。医生的医嘱录入系统投入实际应用后，改变默认的药物或药剂都会很显著地改变医生的医嘱，医疗质量和经济成本也会很快得到改变。

（四）获取知识资源

电子病历系统一般在临床决策支持时会连接到相关医学知识资源，从而提供给医生关于病人的基本情况的判断。

---

[1] GEISSBÜHLER A， MILLER R A. A New Approach to the Implementation of Direct Care-provider Order Entry[C]//Proceedings: A Conference of the American Medical Informatics Association. AMIA Fall Symposium. 1996: 689-693.

不管获取知识资源是通过咨询另一个同事还是通过搜索参考资料或文献，它们大多数都是在某个具体的病人的情境下进行的，那么最有效地提供获取到的知识资源的时间是在决策或指令被医生考虑的时候。如今，丰富的知识资源可供人们获取和阅读，例如，美国医学图书馆免费文献搜索网页 PubMed、全文资源 OVID、在线参考资料 Up-To-Date 等，医生更容易在评估结果或在线书写记录和指令时获取医学知识，此时展示与特定的临床情境相关的文献（如"Infobutton"）也会增加通过知识库影响医生决策的可能性。

（五）集成通信和报告支持

在电子病历系统中，通信工具也会纳入系统中，这样能够帮助及时发送病人的消息，报告病人的情况，支持医生和病人之间的通信。

随着健康医疗越来越多地分布在多学科健康护理专家中，团队成员之间通信的有效性和效率会影响整个医疗、护理的协调程度和及时程度。由于大多数信息和特定的病人是关联的，那么通信工具就应该整合到电子病历系统中，这样所有信息（包括系统信息或试验室测试结果）就都能电子化地出现在病历上，病历也能通过点击某个按钮来获取。团队成员在地理上的分离产生了对网络通信的需求，这种网络通信会连接到所有提供者给病人护理做决策的网页。这些网页包括办公室、医院、急诊室和病人的家。连接到病人的家会为监测健康（如家庭血糖监测、健康状况提示）和日常事务通信提供重要的手段。通信也能通过电子邮件或网页服务推给用户，或者由在系统中电脑的日常事务交互中提取出来。

一个纳入通信工具的电子病历系统也能帮助病人处理日常事务，护理的任务可以在这里从一个医生传递给另一个医生。通常，一个简短的口头上的或书面的信息交换能帮助临床医生理解病人的问题，这在对临床医生对其他医生不在的时候做决策是很重要的。即使病人的问题通常是在一次面对面的交谈中发现的，比如门诊检查、住院临床检查、家庭健康访问，决策是用于应对病人关于新症状、请求重复处方的电话咨询、测试结果咨询等非面对面的状态。临床医生或者相关部门的职员应该意识到这一需求，并且能够使用电子病历系统工具去回应，包括病人电子病历内容、电子处方续期授权机制、正常测试结果的病人报告模板等。当医生为病人去安排一个像乳房 X 射线检查这种诊断测试时，电子病历系统能从写入医嘱开始，对时间进行跟踪，并通知医生测试结果何时获得，这个跟踪功能会防止整体的诊断计划被某些事情打断而失败。

支持在病人和健康护理团队之间及时和高效通信的通信工具能提供更协调的护理和更有效的疾病管理。电子健康软件能让病人安全获取电子病历系统，并提供整合通信工具去方便地在线询问医疗相关问题或完成其他临床上（如新建处方）或管理上（安排预约）的任务。除了支持病人和健康护理专家之间通信以外，基于社区的电子病历系统还能促进高效的服务，包括病人安全、服务质量、公共健康、科学研究和其他健康护理操作的报告的传递。

五、电子病历系统的基本问题

韦格曼（Waegemann）于 2003 年提出了电子病历系统的理论模型[1]，即 "EHR 的十维空间"，包括内容、信息获取、信息表示、操作尺度和数据模型、临床实践、决策支持、隐私和安全保护、性能、互操作性、质量保证和测试十个方面。（1）内容：电子病历系统的内容必然是在健康信息的范围内的，具体的内容范围受限于电子病历系统的研发机构和信息提供方。电子病历系统的内容还必须是完整的。（2）信息获取：电子病历系统要求以语音、手写、直接输入、文档影像等方式获取的信息必须遵从文件归档原则。根据《中华人民共和国档案行业标准归档文件整理规则（DA/T22-2000）》[2]，文件归档原则是指遵循文件的形成规律，保持文件之间的有机联系，区分不同价值，便于保管和利用。（3）信息表示：电子病历系统的信息表示具有独特的专门术语、编码设置和语种语言等。（4）操作尺度和数据模型：电子病历系统中对不同的用户角色会赋予不同的操作尺度，比如参与、行动、过程状态及其转换、工作流、资源分配、资源部署、分阶段、路径规划、可能性构想、版本控制、审计水平等，而且电子病历系统中也嵌入了很多数据模型，比如类、关系、属

① TESSIER C, WAEGEMANN C P. The Continuity of Care Record: Organizations Unite to Create a Portable, Electronic Record for Use at Transfer Points in Patients' Care[J]. Healthcare Informatics the Business Magazine for Information & Communication Systems, 2003, 20 (10): 54-56.
② 国家档案局. 中华人民共和国档案行业标准归档文件整理规则 [J]. 山西档案, 2001 (2): 22-24.

性、状态、标识符、数据类型、版本控制、审计控制等。（5）临床实践：电子病历系统在临床实践中会涉及治疗实践的标准、协议（如治疗方案、关键路径）、问题管理和解决办法等诸多问题。（6）决策支持：电子病历系统在决策支持中也会涉及临床决策的标准、算法、触发器、响应、逻辑支持等诸多问题。（7）隐私和安全保护：隐私和安全保护是电子病历系统最重要的议题之一。在电子病历系统中，信息流本质上是一种信任链。电子病历系统是一种从产生点到访问点的端到端信息系统，涉及安全、管理、职责、认证、审计等多方面问题。职责问题，包括组织的、商业单位的和个人的，都有用户鉴定、加密传输、数据集成、认可、签名建构、备份／恢复、紧急模式操作、审计等操作。而在认证、审计、访问控制、加密传输、可靠数据存储、可靠通信、数据或功能分类、用户或角色清除等所有操作中，都需要考虑到隐私和安全的因素。（8）性能：电子病历系统的性能主要从性能标准和性能测量两个方面来考虑。（9）互操作性：电子病历系统的互操作性是指在电子病历系统内部的普通区域、电子病历系统的融合区域以及电子病历系统外部的分离区域上都能完成相互的数据和功能映射、规则翻译、版本控制、审计等操作。（10）质量保证和测试：电子病历系统还需要实现系统测试和操作上的质量保证的工作。

　　具体来说，电子病历系统的基本问题主要包括数据录入、数据展示、查询和监控系统。

　　在数据录入方面，通常采用系统电子界面录入、手动数据录入、纸质病历扫描三种方式，但是纸质病历扫描只有在使用光学字符识别（Optical Character Recognition，OCR）技术时才生效。系统电子界面录入最大的问题在于其他组织产生的重要临床信息能否直接纳入电子病历系统，例如，一个医院系统无法自动获取儿童免疫数据，儿童免疫数据分散在城镇的各个儿童和公共卫生办公室，所以医院必须通过特殊的流程来收集免疫记录，才能帮助提高护理儿童在治疗中的免疫率。更大、更融合、更兼容的健康护理系统和基于社区的健康信息基础设施建设会成为主要趋势，从而减少这类问题，然而这也是一个很大的挑战。手动数据录入具有可按照分类进行标准化检索的优势，但劣势在于需要花大量人力和时间把源文本转化为有效编码，还可能出现错误编码难以检测的问题，编码信息也会损失文本的内部丰富度。例如，一个转换错误会引起编码 392 代替编码 329，这很难自动检测到，除非电脑展示相关文本时，数据录入的操作者才会注意到错误。自然语言处理会有助于叙述文本的自动编码。对于上述任何一种数据录入方式，都有必要对数据的有效性进行核查和验证，包括范围核查、格式核查、计算核查、一致性核查、新旧值核查、拼写核查，这会显著增加人力、物力、财力和时间上的成本，甚至可能超过带来的收益。这种业务流程的改变还会增加学习成本，降低接受度。

在数据展示方面，通常包括病人数据的流程图、总结和摘要以及动态展示三种形式。

第一种形式是流程图。流程图和电子表格很相似，根据时间顺序来组织病人的数据，强调数据随时间的改变。例如，用来监测高血压病人的流程图包括体重值、血压值、心率值和控制高血压的药物及其剂量等信息，其他有关信息也会包括在内，例如，监测有关高血压或用于控制高血压的药物的并发症的试验室测试。流程图可能是问题导向的、病人导向的或专家导向的，时间粒度会随着环境的改变而改变。当一个病人在重症护理病房时，病人的临床状态的每分钟改变都很重要。而一个门诊医生更有可能想知道病人每周或每月的数据是如何改变的。为了方便人们评估，时间的粒度应该与护理的频率相匹配。

第二种形式是总结和摘要。电子病历系统能在临床总结中突出重要的成分（如主要过敏反应、主要问题、主要治疗手段和近期观测）。未来，我们可以期待更多精密的总结策略，如有害事件或自然时间序列事件（如癌症化疗周期）的自动检测。我们也可以看到显示接受过治疗和没有接受过治疗之间的异常变化的报告，以及如何组织已有问题的支持性证据的动态展示。系统最终可以生成简明的总结报告，这个报告和一个有经验的医生的医院出院总结类似。

第三种形式是动态展示。任何为评估病人填写的表格信息的人都知道发现一条特定的信息是很困难的。在 10% 到 81% 的时间里，医生都可能找不到之前已经记录的病人信息。此外，临床医生日常问的问题经常是难以根据纸质病历来回答的。通常的问题包括一个具体的测试是否已经完成、过去尝试过何种药物、病人对过去某种治疗（如一类药物）有什么反应。医生经常在反复翻看表格以寻找答案。

搜索工具能帮助医生定位相关数据，而专业的呈现格式（如流程图或电子图表）会让他们更容易从数据中搜集到信息。特殊的展示能确定具体问题的参数，从而帮助医生检索相关信息，而且图的展示能帮助医生快速理解信息并得出结论。

在查询和监控系统方面，这些系统主要应用于临床护理、临床研究、回顾研究和管理等方面。在临床护理上，监控系统可以确定哪些病人需要做定期检查，并提醒医生在下次谈话时完成这些步骤。查询系统对实施即席查询（AdHoc）非常有用，比如需要确定和通知病人。这样的系统也能促进质量管理和病人安全活动，他们能确定并评估候选病人，并汇聚相关审计数据。在临床研究上，查询系统可以用来确定符合潜在临床试验需求的病人，而监控设备能通过跟踪病人的看病情况和临床试验的步骤来支持研究的执行，以确保按要求治疗和测量。有些系统使用提示器请求医生／医院允许邀请病人参加正在进行的研究，比如录入"背疼"作为诊断疾病，就可以触发一项正在进行的背疼物理治疗的试验的请求，如果医生同意，电脑会发送一个电子页面给这项研究的护理征集人员，这样他／她就可以去临床邀请病人参加这项研究。在回顾研究中，电子病历系统可以为回顾研究提供很多需要的数据，例如，用户们可以根据电子病历确定研究案例和可比较的控制案例，而且可以完成所需的比较两组的数据分析。在管理上，过去管理者必须依赖系统里的数据来理解实践模式和资源使用情况，但众所周知，这些数据在理解临床实践方面是不可靠的，因为这些数据常由非临床背景的、不直接参与临床决策的职员输入。医疗查询系统能够提供诊断结果、疾病严重程度的指标和资源消耗之间关系的信息，查询系统对希望在越来越看重成本的健康护理世界里做合理决策的管理者来说，是很重要的工具。

六、电子病历系统面临的挑战

电子病历系统的特殊性决定了其在应用时面临着许多挑战。

（一）用户信息需求

要求医护人员输入所有的指令、记录和数据到电子病历系统中会提高效率和护理质量，但也会让他们承担输入信息的时间成本，扰乱他们的日常工作流程、生活惯例，所以二者需要达到平衡，这种平衡在医生是领导的组织中很容易实现。电子病历系统的开发者必须完全理解医生的信息需求和在不同健康护理的环境中的工作流程。最成功的系统要么是由医生开发，要么是多个临床医生合作开发。临床医生信息需求的研究说明大多数医生提出的关于病人信息的问题都难以根据纸质病历回答。令人遗憾的是，大多临床系统现在仍然不能回答许多临床医生问的这些普通问题。电子病历系统的开发必须完全理解用户需求和工作流程，才能帮助医疗健康服务提供者高效使用这些工具。

（二）用户界面

高效的用户界面是系统重要的组成部分。如果想设计容易理解和使用的界面，设计者必须理解人与计算机交互时的认知方式。优化人机界面不仅需要理解系统如何操作，也需要理解人和系统如何交互。医疗健康服务提供者需要的信息和实施的任务会影响系统展示信息的内容和方式。用户界面使计算机的数据处理与人的认知能力匹配，以回答提出的问题并解释数据。医生输入病人数据的用户界面的要求必然与收银员输入病人账单的用户界面的要求不同。

（三）标准设定

在数据爆炸的时代，要想提供更好的信息服务，就需要对分布在不同机构的健康相关数据进行集成。即使能达成合作的协议，分布在不同机构的数据如何实现集成，以及这些异构数据如何统一规范化处理也是亟待解决的问题。多源和异构数据集成；带来问题的解决办法之一就是设定标准，让不同机构的电子病历系统及数据结构能够相互兼容。此外，同一个机构的不同时期也可能存在异构数据的问题，要想做到融合和集成，同样需要设定标准，使电子病历系统在不同阶段采集的异构数据也能相互兼容。

（四）隐私和安全保护问题

隐私和安全保护问题始终是电子病历系统中重要的议题。因为电子病历系统中的信息都是与个人生命健康密切相关的私密信息，一旦泄露就会给用户带来极大的困扰。在电子病历系统的数据获取、传输和使用的过程中都有泄露的隐患。只有建立并严格实施相应的法律和政策，计算机存储的数据才能比纸质病历记录的数据更安全。

（五）成本和收益的权衡

比较电子病历系统的成本和收益的困难在于我们不能准确测量使用纸质病历的实际成本和潜在成本。虽然有研究表明电子病历系统会降低成本、提高质量，但是这种好处的量和持久度是难以确定的。由于实施电子病历系统与战略有关，这种评估必须考虑使用电子病历对组织战略以及个人健康护理目标的影响。

（六）领导者的作用

各个健康医疗行业的领导者需要共同合作，明确表达需求，定义标准，资助发展，实施社会改变，制定法律来加速电子病历系统在健康医疗中的发展和日常使用。政府在健康医疗中具有主导作用，所以其决策是非常重要的。在消费者需求的驱动下，技术上的改变会迅速出现。在健康医疗中促进信息技术的使用需要决策层进一步推动电子病历系统的使用，同时克服阻碍计算机广泛使用（有助于健康护理）的因素。

七、电子病历系统国内外应用现状

（一）美国

为了有效共享患者数据，健康医疗提供者需要以特定格式存储电子病历的数据，这样就可以检索和分享患者信息并应用在对他们的护理中。对此，CMS 和 ONC 在提高互操作性项目（Promoting Interoperability Program）中建立了电子病历必须遵循的结构规范。并要求健康护理提供者必须使用 2015 版的电子病历认证技术[①]。电子病历认证技术为消费者和其他需要符合电子病历规范的使用者提供了功能和安全方面的保障，同时也会帮助健康医疗提供者增强信心，他们使用的电子病

---

① Certified EHR Technology [EB/OL]. [2021-02-08]. https://www.cms.gov/Regulations-and-Guidance/Legislation/EHRIncentivePrograms/Certification.

历系统是安全可靠、可和其他系统实现信息共享的。

根据 2017 年《国家医院门诊医疗调查》①，全美办公室医生的电子病历系统的使用率已达到 85.9%，而得到认证的电子病历系统的使用率也已达到 79.7%，都处于很高的水平。在城市地区，电子病历系统的使用率约为 86.3%，在城市以外地区，电子病历系统的使用率约为 81.6%。具体来说，大型中心城市的电子病历系统的使用率约为 84.8%，大型非中心城市的电子病历系统的使用率约为 87.1%，中型城市的电子病历系统的使用率约为 86.3%，小型城市的电子病历系统的使用率约为 91.0%，微型城市（属于城市以外地区）的电子病历系统的使用率约为 78.3%（相对较低），非核心地区（属于城市以外地区）的电子病历系统的使用率约为 88.2%。

美国政府资助的医疗保险服务主要包括 Medicare 和 Medicaid 两种。Medicare 是指为年满 65 周岁或者有残疾的年轻人或者患有肾衰竭的患者提供的联邦医疗保险计划，而 Medicaid 是指为符合标准的低收入成年人、未成年人、孕妇、老年人和残疾人提供的医疗保险，该项目由各州和联邦政府共同资助，而由各州根据联邦政府的要求独立管理。

Medicare 和 Medicaid 中有很多项目都与电子病历系统有关。例如，在 Medicare 的医疗关联感染措施（HAI）项目中，医院需要上传关于病人在该医院治疗期间接触到感染物的频率（与类似医院相比）的数据到疾病控制和预防中心的国家医疗安全网络中，而很多上传操作都可以直接通过电子病历系统或其子系统完成②。此外，在 Medicare 的责任护理组织（ACO）项目中，当地的健康护理提供者会和医院自愿性地协调合作来为病人提供护理，他们之间相互通信并和病人一起做健康护理决策，而其中共享信息的方式就是通过电子病历系统实现的，这样就能减少重复的医疗测试，从而减少纸质工作流程的时间③。

---

① Percentage of Office-based Physicians Using Any Electronic Health Record (EHR)/Electronic Medical Record (EMR) System and Physicians that Use a Certified EHR/EMR System, by Geographical Classifications: National Electronic Health Records Survey, 2017[EB/OL]. [2021-02-08]. https:// www.cdc.gov/nchs/data/ahcd/nehrs/2017_NEHRS_web_table_geography2.pdf.

② Healthcare Associated Infections [EB/OL]. [2020-12-07]. https://www.medicare.gov/hospitalcompare/data/healthcare-associated-infections.html.

③ Accountable Care Organizations [EB/OL]. [2020-12-07]. https://www.medicare.gov/manage-your-health/coordinating-your-care/accountable-care-organizations.

Medicaid 电子病历系统激励计划最早在威斯康星州实施，是在《2009 年美国复苏与再投资法案》（ARRA）的授权下设立的[①]。这个项目是美国更大范围内的健康信息技术基础设施建设的一个部分，以对健康护理进行改革和提高健康护理的质量、效率和病人安全。通过给符合标准的医院和医生提供鼓励基金，以鼓励这些医院和医生采用、实施、提升或阐释认证电子病历系统技术的使用。

（二）英国

2002 年 6 月 12 日，英国国家医疗系统（NHS）开始进行信息技术改革，同时"面向 21 世纪国家医疗系统的信息技术支持——国家策略项目"出台，后改称"国家医疗系统的信息技术国家项目（NPfIT）"，这是英国最大的公共信息技术项目，最初预计投入大约 60 亿英镑，其主要目标是通过引入集成的电子病历系统、在线选择和预订服务、计算机传达和开处方系统、加强网络基础设施，来将英国国家医疗系统的信息技术使用能力提升到新的阶段。NPfIT 关于建立电子病历集成系统的目标由详细版电子病历和简洁版电子病历两部分组成。这个系统的目标是减少对纸质文件的依赖，并且让 NHS 的成员随时能获得最新的病历。其中，详细版电子病历部分会纳入病人医疗历史的全部细节，以便于本地 GP、社区健康组织和医院获取需要的细节，简洁版电子病历部分则仅纳入有限的信息，如过敏物、主要治疗过程等，这些信息可以被治疗病人过程中涉及的所有 NHS 员工获取。

2003 年，NPfIT 关于电子病历的部分发布了一个更详细、更清楚的版本和时间框架，但范围却变得模糊不清，相互矛盾，直到 2007 年，国会还没有公布实施应用这些系统的具体时间线。2007 年，共享电子病历完成测试和部署，比预期延后了两年，临床软件发展不够完整，并且管理软件的工作才刚刚开始。在 2007 年底，原计划 176 个机构中 155 个应该安装该系统，但到截止日期，这 155 个机构中仅有 15 个安装了。由此可见，这个延后不仅削弱了 NPfIT 的权威，而且更难说服医疗机构再次改变信息系统。

---

① Medicaid Promoting Interpoerability Program [EB/OL]. [2021-02-08]. https://www.dhs.wisconsin.gov/ehrincentive/index.htm.

2009 年 1 月，国会政府账目委员会批评了 NPfIT 的成本，开始推动其终结。尽管项目已经运行七年，但是成本仍然在不断增加，没有任何收益的迹象。对此，外界对 NPfIT 项目效果的态度褒贬不一。2010 年秋，政府宣布不再需要这种国家集成化的方法，并让医疗机构自己从多个备选项中去选择适合的系统，这样会省下 7 亿英镑。接下来的一年里，外界的批评声不断，政府最终于 2011 年 9 月决定加快取消该项目，防止财务上的继续损失，但实际上，项目中的重要交易和相关支出仍然保留了下来。在项目完全取消之后，关于隐私的争议却始终没有全部平息，即使共享电子病历数据的范围减小了，但在具体实施上依然存在争议。①

（三）中国

中国的电子病历系统的建设起源于 2009 年。3 月 17 日，中共中央、国务院发布的《关于深化医药卫生体制改革的意见》中第一次明确提出，"建议使用共享的医药卫生信息系统，大力推进医药卫生信息化建设""以医院管理和电子病历为重点，推进医院信息化建设"。②7 月 22 日，国务院办公厅印发《医药卫生体制五项重点改革 2009 年工作安排》，在"推进公立医院改革试点"部分的"推行电子医疗档案和常见病临床路径"中提出"拟定全国统一的医院电子病历标准和规范以及 100 种常见疾病临床路径"的工作目标。③2010 年，卫生部发布了一系列关于电子病历的文件，如 2 月 22 日的"卫生部关于印发《电子病历基本规范（试行）》的通知"④、9 月 28 日的"卫生部关于开展电子病历试点工作的通知"（已撤销）、12 月 30 日的"卫生部关于印发《电子病历系统功能规范（试行）》的通知"⑤等。2011 年 5 月 10

---

① OLIVER C A， ALEXANDER H， LEILA S， MARK V. The National Programme for IT in the NHS: A Case History[M/OL]. University of Cambridge, 2014[2021-02-08].https://www.cl.cam.ac.uk/~rja14/Papers/npfit-mpp- 2014-case-history.pdf.

② 中共中央国务院关于深化医药卫生体制改革的意见 [EB/OL]. [2021-02-08].http://www.gov.cn/gongbao/content/2009/content_1284372.htm.

③ 国务院办公厅关于印发医药卫生体制五项重点改革 2009 年工作安排的通知 [EB/OL]. [2021-02-08]. http://www.gov.cn/zwgk/2009-07/23/content_1372946.htm.

④ 卫生部关于印发《电子病历基本规范（试行）》的通知 [EB/OL]. [2021-02-08].http://www.nhc.gov.cn/yzygj/s3585u/201003/95ab07b5a7bb4a9f8ad455c863d68322.shtml.

⑤ 卫生部关于印发《电子病历系统功能规范（试行）》的通知 [EB/OL]. [2021-02-08].http://www.nhc.gov.cn/zwgk/wtwj/201304/665d73b54c0541a0ba7c21de2e0df3a1.shtml.

日，卫生部办公厅发布了关于推进以电子病历为核心医院信息化建设试点工作的通知①，2011 年 10 月 24 日，卫生部办公厅还发布了关于印发《电子病历系统功能应用水平分级评价方法及标准（试行）》的通知。②直到 2018 年，电子病历系统都一直保持着稳定发展的状态。

2018 年下半年，电子病历新政策接踵而至，开启了 2019 年医疗信息化的繁荣市场。8 月 22 日，卫生部办公厅发布了关于进一步推进以电子病历为核心的医疗机构信息化建设工作的通知。③12 月 3 日，卫生部办公厅还发布了关于印发电子病历系统水平分级评价管理办法（试行）及评价标准（试行）的通知。④

2019 年，国务院办公厅于 1 月 16 日发布关于加强三级公立医院绩效考核工作的意见，指出"三级公立医院要加强以电子病历为核心的医院信息化建设"，"2019 年 8 月底前，各地组织三级公立医院完成电子病历的编码和术语转换工作"。⑤此外，卫生部办公厅于 4 月 12 日发布关于印发全国基层医疗卫生机构信息化建设标准与规范（试行）的通知，说明"在信息化建设过程中，要符合电子健康档案、电子病历基本数据集和共享文档规范等卫生健康行业信息标准和电子病历系统功能规范（试行）、电子病历应用管理规范（试行）、《中医病证分类与代码（GB/T 15657-1995）》等要求"。⑥卫健委办公厅还于 11 月 21 日发布关于印发大型医院巡查工作方案（2019—2022 年度）的通知，提出在巡查国家医疗管理规章制度的执行情况时注意是否推进电子病历信息化建设的问题。⑦ 2019 年，全国共有 7000 多家医院申报了电子病历评级；中国政府采购网收录了 227 条电子病历、互联互

① 卫生部办公厅关于推进以电子病历为核心医院信息化建设试点工作的通知 [EB/OL]. [2021-02-08]. http://www.nhc.gov.cn/zwgkzt/wsbysj/201105/51779.shtml.

② 关于进一步推进以电子病历为核心的医疗机构信息化建设工作的通知 [EB/OL]. [2021-02-08].http://www.nhc.gov.cn/yzygj/s7659/201808/a924c197326440cdaaa0e563f5b111c2.shtml.

③ 关于进一步推进以电子病历为核心的医疗机构信息化建设工作的通知 [EB/OL]. [2021-02-08].http://www.nhc.gov.cn/yzygj/s7659/201808/a924c197326440cdaaa0e563f5b111c2.shtml.

④ 关于印发电子病历系统应用水平分级评价管理办法（试行）及评价标准（试行）的通知 [EB/OL]. [2021-02-08].http://www.nhc.gov.cn/yzygj/s7659/201812/3cae6834a65d48e9bfd783f3c7d54745.shtml.

⑤ 国务院办公厅关于加强三级公立医院绩效考核工作的意见 [EB/OL]. [2021-02-08].http://www.gov.cn/zhengce/content/2019-01/30/content_5362266.htm.

⑥ 关于印发全国基层医疗卫生机构信息化建设标准与规范（试行）的通知 [EB/OL]. [2021-02-08].http://www.nhc.gov.cn/guihuaxxs/s10741/201904/9d346a5ef0134e6a82c79c5c9ab96b77.shtml.

⑦ 国家卫生健康委办公厅关于印发大型医院巡查工作方案（2019-2022 年度）的通知 [EB/OL]. [2021-02-08].http://www.nhc.gov.cn/yzygj/hftggg/201911/e67ee5d5bcbf45f18ef4f85f4a151955.shtml.

通采购数据，仅公开渠道涉及金额就多达 7.21 亿元。电子病历市场仍有数年的增长空间。[1][2]

根据卫健委 2018 年颁布的《电子病历系统应用水平分级评价管理办法（试行）》，到 2020 年，所有三级医院要达到分级评价 4 级以上，实现全院信息共享和初级医疗决策支持，二级医院要达到分级评价 3 级以上，实现部门间的数据交换。我国目前电子病历建设还有很大的发展空间。而且，我国电子病历市场格局相对较分散，集中度有待提升。

第二节 远程健康

一、远程健康的定义

美国远程健康促进办公室（Office for the Advancement of Telehealth，OAT）于 2013 年将远程健康定义为"使用电子信息和通信技术来支持远程临床医疗、患者和健康相关职员的教育以及公共健康管理"[3]。Wikipedia 中将远程健康定义为"通过远程通信技术来提供健康相关的服务和信息"[4]。

与远程健康相近但出现较早概念是远程医疗。20 世纪 90 年代，欧洲委员会将远程医疗定义为"无论病人或相关信息的地理位置，依靠远程通信和信息技术快速获取和共享远程的医学专业知识"。后来，《远程医疗杂志》再次把远程医疗定义为"远程治疗"，并强调远程医疗不仅包括诊断和治疗还包括医学教育。欧洲远程健康信息协会（EHTEL）于 2008 年将远程医疗解释为"远程医疗服务提供提高获取高质量健康护理的方式，从而避免在病人所在地发生医疗健康专家或必要医学知识和

① 电子病历、互联网医院会成为医疗信息化市场发展的下一个目标吗？ [EB/OL]. [2021-02-08].https:// www.cn-healthcare.com/articlewm/20200430/content-1109372.html.
② 2020 年医疗信息化的四大发展方向 [EB/OL]. [2021-02-08].https://tech.sina.com.cn/roll/2020-02-14/doc-iimxxstf1350573.shtml.
③ Telehealth Programs [EB/OL]. [2021-02-08]. https://www.hrsa.gov/rural-health/telehealth.
④ Telehealth [EB/OL]. [2021-02-08]. https://www.wikipedia.org/Telehealth.

技能的短缺"①。

美国远程医疗协会（American Telemedicine Association，ATA）在 2006 年发表的《Telemedicine, Telehealth, and Health Information Technology》中将远程医疗定义为"当病人在不同地点时，能使用电子通信和信息技术来提供临床服务"②。

世界卫生组织（World Health Organization，WHO）于 1998 年首次提出远程医疗的定义，并于 2011 年将远程医疗的定义用中文表述为"使用信息和通信技术交换有效信息进行疾病和损伤的诊断、治疗和预防、研究和评估以及卫生保健服务提供者继续教育，其中距离是一个重要因素，所有服务以推动个人及其社区的健康为目标"③。

2014 年，Wager 参考 OAT 给出的远程医疗的定义，将远程医疗定义为"使用电子信息和通信技术来交换医学信息以改善患者的健康状况"④。

远程健康和远程医疗这两个概念有时可以互换，不过远程医疗更倾向于临床服务的提供，而远程健康的范围会更大，既包括临床服务，也包括非临床服务，如医学教育、管理和科研。

二、远程健康的发展

远程医疗最初的模型出现于 20 世纪 50 年代的美国，是双向电视系统在放射学领域的应用。1967 年，美国马萨诸塞州州立医院的一位放射科医生在波士顿建立了第一个患者和医生能够互动的远程医疗系统。随着五六十年代航天技术的发展，远程医疗渐渐受到医务工作者的重视。⑤60 年代初，美国建立医学实验台，通过卫

① Sustainable Telemedicine: paradigms for future-proof healthcare[M/OL]. European Health Telematics Association, 2008[2021-02-08]. http://www.e-wwg.com/Publications/eHealth/EHTEL%20 Briefing%20 Paper%20Sustainable%20Telemedicine.pdf.

② Telemedicine, Telehealth, and Health Information Technology[M/OL]. American Telemedicine Association, 2006[2021-02-08]. https://www.who.int/goe/policies/countries/usa_support_tele. pdf?ua=1.

③ 远程医疗在成员国当中的机遇和发展：第二次全球电子卫生保健调查报告 [M/OL]. 世界卫生组织，2010[2021-02-08]. https://apps.who.int/iris/bitstream/handle/10665/44497/9789245564140_chi. pdf?sequence=3.

④ WAGER K A. Health Informatics: Practical Guide for Healthcare and Information Technology Professionals[M].6th ed.2014.

⑤ 杨勇，彭承琳 . 国外远程医疗发展近况 [J]. 医疗卫生装备，2005（01）：24-25+28.

星和微波技术为宇航员提供远程医疗监护。1977 年，远程医疗这个名词第一次在文献中出现。80 年代后，随着电子信息和通信技术的兴起发展，实现了数据、图片、语音和视频等多媒体信息的传输且传输性能不断提高。[1]直到 20 世纪 90 年代中期以前，这些基于电话、有线电视网络、微波技术以及卫星系统的简单远程咨询或诊断系统都属于第一代远程医疗系统。90 年代中后期，信息与通信技术（Information and Communication Technology，ICT）得到进一步的创新和发展，远程医疗升级为基于数字通信网络的视频交互的第二代系统，还曾试验过 ATM 网络、卫星无线通信等多种新型技术。2000 年以来，ICT 得到进一步的高速发展，第三代远程医疗系统的时代来临，主要是基于高速数字信息网络下存储转发技术的远程医疗系统。[2]

远程医疗按应用领域也可以划分为虚拟就诊、远程会诊、远程监测三种类型。虚拟就诊是指通过电话和音频、视频等方式与医生实时沟通交流，但目前应用最广泛的还是远程会诊和远程监测两类系统。

远程会诊是指使用各种通信技术将患者的资料传输至远方，利用远方的专业技能和医护经验帮助完成疑难病理的诊断。[3]远程会诊面向的疾病类型有很多，比如远程放射学、远程神经病学、远程精神病学、远程皮肤病学、远程药房等。远程放射学是指运用数字化成像技术、计算机及网络技术将一个局部的医学图像及医学资料通过网络传输到另一个远距离的地点显示或摄片，从而做出诊断或会诊。[4]远程神经病学是指远程医疗在神经内科中的应用，其能够在一定程度上改善偏远地区患者或是行动不便的神经科疾病患者不易就诊于神经专科门诊的局限。[5]远程精神病学是指远程医疗在精神病学中的应用，通常使用通信技术（视频会议或电子邮件）来传输精神病评估和护理情况。远程药房多指药房的远程自动化控制。远程皮肤病学是指远程医疗在皮肤病学中的应用。由于皮肤病的直观性最强，所以远程医疗在

① 牟岚，金新政 . 远程医疗发展现状综述 [J]. 卫生软科学，2012，26（6）：506-509.
② 赵杰，蔡艳岭，孙东旭，翟运开 . 远程医疗的发展现状与未来趋势 [J]. 中国卫生事业管理，2014，31（10）：739-740+799.
③ 胡东升，王敏，王彬彬，等 . 远程病理会诊发展简史 [C]// 全国数字化病理应用与发展学术研讨会 .2012.
④ 杨汉锋 . 远程放射学 [J]. 国外医学：临床放射学分册，1998（4）：197-200.
⑤ 陈静，金巍，董文帅 . 远程神经病学的应用研究 [J]. 国际神经病学神经外科学杂志，2015，42（1）：92-96.

皮肤科的应用更占优势。例如，一名皮肤病患者可以将自己的皮肤病症状以图片的形式发送给远处的医生，医生根据自己的专业知识分析最可能的皮肤病症，并将治疗办法告知患者，在对直接问诊要求更高的情况下，可通过视频会议方式进行会诊。[①]

远程监测是指本地计算机通过网络系统对远程终端进行监测和控制，并将监测值通过网络系统传输回系统内，主要包括远程环视和远程护理两种类型。远程环视往往采用带有摄像机的机器来实时监控患者的状态，特别是（急诊）重症监护室。远程护理往往采用通信技术来将护理服务传送给家里的患者。远程监测也正在逐渐应用到远程手术等具有更高要求的医疗服务中。

三、远程健康的特点

（一）满足远距离医疗服务的需求

远程健康即"远距离医疗"。远程健康在现实生活中有很多应用场景，都需要满足远距离医疗服务的需求。比如，医疗条件和医疗设施较差的地区，通过远程健康技术就可以跨越空间上的限制，将中心城市的优质医疗资源分享给其他医疗资源相对匮乏的地区，也就是说，中心城市的大型医院专家可以远距离指导位于偏远地区医院里的病人的治疗过程，从而极大地满足其他地区的医疗服务的需求。比如，医院还可以在病人的家中安装远程监测设备，密切关注病人的病情和各项体征变化，这样病人就可以在家里享受到医院远距离的护理服务，不必长时间地定期前往医院检查，对体征测量的准确度也会有很大的提升。再比如，一些优质的医学课程资源可以通过远程设备传递给遍布各地的医学生学习，从而满足远距离接受高级医学教育的需求。

（二）节约时间和资源

通过远程健康技术，病人可以远距离接受治疗和教育，做到"足不出户"，降低了大量的时间和交通成本，特别是在急救过程中，时间对于病人来说是很宝贵的，一分一秒都不能耽误，如果送到医院救治，病人的身体状况可能会恶化，而远程指

---

① 张金娜，邹先彪．现代皮肤医学诊治新模式：远程皮肤病会诊 [J]．中国中西医结合皮肤性病学杂志，2014，13（1）：51-53.

导治疗过程就能很好地解决这一问题。并且由于其具有一定的共享性，即病人的数据资料可以通过远程传输实时共享，避免了二次传输所产生的资源浪费。

四、远程健康国内外应用现状

（一）国外应用

美国的 Medicare 提供远程医疗服务，特别是在 COVID-19 疫情期间，远程医疗服务发挥了较大作用[1]。Medicare 主要将其分为远程健康拜访、虚拟登入和电子拜访三种类型[2]。远程健康拜访是指病人和医疗服务提供者采用远程通信系统见面，虚拟登入是指一次 5~10 分钟简短的通过电话或其他通信设备的登入，电子拜访是指病人和医疗服务提供者通过在线门户来通信。

英国的 UKTelehealthcare 是面向 Telecare 和 Telehealth 专业人员、服务提供商、临床调试小组、注册房主、供应商和具有相关专业兴趣的组织的独立的会员组织，其供应商成员包括来自欧洲和更远地区的公司，以及销售硬件、软件和应用程序的英国组织，这些软件和应用程序可以帮助人们更加独立地生活并尽可能长时间地留在家中。UKTelehealthcare 提供技术支持的护理服务（TECS），它迅速成为一系列健康和护理技术（如远程护理、远程医疗、环境控制、移动医疗和远程医疗）的公认服务。为这些技术开发通用术语的原因，就是确保患者或最终用户可以在特定时间受益于他们所需的正确技术，并且不受非以人为本或不以人为本的服务或资金流的限制从而满足个人的需求。[3]

（二）国内应用

1. 政策指引

2010—2011 年，我国分两批进行区域性远程医疗试点项目建设，涉及 22 个中西部省份的 500 家县级医院和 62 家三甲医院。2014 年，卫计委发布《关于推进医

---

[1] Telehealth[EB/OL].[2021-02-08].https://www.medicare.gov/coverage/telehealth.

[2] Medicare Telemedicine Healthcare Provider Fact Sheet [EB/OL]. [2021-02-08].https://www.cms.gov/newsroom/fact-sheets/medicare-telemedicine-health-care-provider-fact-sheet.

[3] Who are UKTelehealthcare? [EB/OL]. [2021-02-08]. https://www.uktelehealthcare.com.

疗机构远程医疗服务的意见》，要求"积极推动远程医疗服务发展"，取消远程医疗审批，允许 B2C 模式，远程医疗开始进入高速发展阶段。2017 年，《关于推进医疗联合体建设和发展的指导意见》发布，要求大力发展面向基层、边远和欠发达地区的远程医疗协作网，鼓励公立医院向基层医疗卫生机构提供远程医疗、远程教学、远程培训等服务。7 月，国家卫生和计划生育委员会发布《远程医疗服务基本数据集》，主要规定远程医疗服务基本数据集的元数据属性、数据元目录，适用于远程医疗服务信息的收集、存储、交换与共享。[①] 2018 年，《关于深入开展"互联网＋医疗健康"便民惠民活动的通知》发布，这是第一个国家级"互联网＋医疗健康"落地细则，明确远程医疗服务全覆盖等工作目标，《互联网诊疗管理办法（试行）》和《互联网医院管理办法（试行）》都提出互联网医疗包括但不局限于互联网、互联网医院及远程医疗，并对互联网医院给予明确定义。2018 年 4 月 28 日，国务院办公厅印发的《关于促进"互联网＋医疗健康"的意见》就明确提出，鼓励医疗联合体向基层提供远程会诊、远程心电诊断、远程影像诊断等服务，并且在推进"互联网＋"人工智能应用服务部分，指出要开展基于人工智能技术、医疗健康智能设备的移动医疗示范，实施个人健康实时监测与评估、疾病预警、慢病筛查、主动干预[②]。

2. 项目落地

1988 年，解放军总医院通过卫星通信与一家德国医院进行神经外科远程病例讨论，是我国首次现代意义上的远程医疗活动。20 世纪 90 年代我国陆续在北京、上海等地的医院建立起联系全国各地区的远程医疗应用，建立起了中国金卫医疗专网、解放军远程医疗系统等一批远程医疗系统。随着计算机技术、通信技术、数字化医疗设备技术、医院信息化管理技术等一系列远程医疗核心技术的发展，我国远程医疗高速发展。2020 年初，新冠肺炎疫情暴发期间，我国远程医疗在 5G 技术的支持下，得到更加广泛的应用和发展：中兴通讯与四川电信助力四川大学华西医院与成都市公共卫生临床医疗中心首次实现两例新冠肺炎病例 5G 远程会诊；5G 远

① 远程医疗服务基本数据集 [S]. 中华人民共和国国家卫生和计划生育委员会 .2017.
② 国务院办公厅关于促进"互联网 ＋ 医疗健康"发展的意见 [EB/OL]. [2021-02-08].http://www.gov.cn/zhengce/content/2018-04/28/content_5286645.htm.

程医疗小推车在武汉火神山医院启用；中国移动在一些地方推出了"5G 红外热成像测温"应用，实现对多人同时扫描测体温等。①

第三节 移动健康

一、移动健康的定义

（一）移动健康与电子健康

2003 年，伊斯特帕尼安（Istepanian）和拉卡尔（Lacal）将移动健康初步定义为"在越来越多的移动和无线健康护理服务系统中移动远程通信和多媒体技术的使用"②。2004 年，Istepanian 将移动健康的定义重新表述为"为健康护理使用的移动计算、医疗传感器和通信技术"③。尽管上述定义略显粗糙，但都突出了移动健康具有"移动"的特点。

世界卫生组织于 2011 年对移动健康做出更精确的定义：移动健康是电子健康的一部分，是指通过移动设备提供医疗和公共健康服务。其中，移动设备是指手机、平板电脑、掌上电脑（Personal Digital Assistant，PDA）及其他无线设备。④世界卫生组织已于 2005 年指出，电子健康是指在健康服务中使用信息和通信技术。所以，由于移动设备仅仅是信息和通信技术的一种载体，移动健康的范围比电子健康的范围更小。

移动设备可以通过移动无线网络和固定无线接入网络等无线通信网络接入互

---

① 2020 年中国远程医疗行业市场现状及发展前景分析 [EB/OL].[2021-02-08]. https://bg.qianzhan.com/trends/detail/506/200619-4ba769fc.html.

② ISTEPANIAN R S H, LACAL J C. Emerging Mobile Communication Technologies for Health: Some Imperative Notes on m-Health[C]//Proceedings of the 25th Annual International Conference of the IEEE Engineering in Medicine and Biology Society（IEEE Cat. No. 03CH37439）. IEEE, 2003, 2: 1414-1416.

③ ISTEPANIAN R. Introduction to the Special Section on m-Health: Beyond Seamless Mobility and Global Wireless Health-care Connectivity [J]. IEEE Transactions on Information Technology in Biomedicine. 2004, 8（4）: 405-413.

④ mHealth[M/OL]. World Health Organization, 2011[2021-03-03]. https://www.who.int/goe/publications/goe_mhealth_ web.pdf.

联网中，进行话音、数据和视频等通信业务，实现交互式服务。近些年随着移动通信技术的迅速发展，将其应用于卫生保健领域成为大势所趋。移动健康通过"健康传感终端—移动通信平台—健康服务"的方式提供实时、连续、长期的健康信息和服务，兼具"移动""互联"的优势。在医疗资源短缺时，移动健康为医疗卫生服务提供了一种有效解决办法，这将改善医疗卫生服务的整体水平。[①]

（二）移动健康与健康 app

健康 app 是指为智能手机、平板电脑、个人电脑和其他通信设备提供健康相关服务的应用项目。健康 app 可以提供给用户有价值的信息，但是，它很难决定信息的准确性，而且不容易和用户的医生共享数据。而移动健康是指通过各种移动、远程通信和多媒体技术设备提供医疗和公共健康服务和信息。[②]

二者的联系在于都可以依托于移动设备，健康 app 可以作为移动健康的一种具体的实现方式。二者的区别在于，健康 app 不仅包括移动设备上提供健康相关服务的应用项目，还包括部分非移动设备(如个人电脑)上提供健康相关服务的应用项目。此外，移动健康更多的是以医院为开发主体，准确性有所保障，而健康 app 的开发主体很广泛，准确性无法保障，与医疗服务也不一定能互联互通，只有当其开发主体是医院时，它才与移动健康有更紧密的关系。

二、移动健康的发展

（一）社会背景

移动健康的发展依赖于移动技术的发展。全球的移动技术水平逐渐成熟[③]，国内的移动技术也在近些年发展迅速。第 46 次《中国互联网网络发展状况统计报告》中指出，2020 年 1 月至 6 月，移动互联网接入流量消费达 745 亿 GB，同比增长

---

① 姚志洪. 跨入移动健康时代 [J]. 中国医疗器械信息，2012，35(11):1-7.

② What is the difference between a health app and an mhealth solution?[EB/OL]. [2021-02-08].www.monsenso.com/health-app-or-mhealth-solution.

③ Mobile cellular subscriptions [EB/OL].[2021-02-08].https://data.worldbank.org/indicator/IT.CEL.SETS?end=2018&start=1980&view=chart.

34.5%。①② 移动健康在中国市场上的应用则非常广泛。比如乔治全球健康研究院（中国）携手北京航空航天大学、河北医科大学公共卫生学院、石家庄市疾控中心、裕华区社管中心、裕华区卫计局、石家庄市鹿泉区疾控中心于 2017 年合作开展了"移动健康技术平台助力家庭保健员开展糖尿病患者管理"，即"智糖项目"。该项目旨在利用移动健康技术辅助社区医生和家庭保健员帮助 2 型糖尿病患者进行疾病管理，同时以糖尿病为突破点，探索适合本地区最佳新型慢性病管理服务模式，最终达到提高 2 型糖尿病患者长期健康水平，减少并发症发生率的目标。该项目自 2017 年 9 月正式开展以来，成功招募入组逾 2000 名 2 型糖尿病患者，培训了 40 多位来自各社区卫生服务站以及村卫生室的基层医生，实践了家庭保健员模式与移动医疗相结合的管理方式。③

（二）不同阶段

移动健康领域早年主要有两个模型：（1）卡兹曼（Kazman）和韦斯特海姆（Westerheim）于 1999 年提出的互动视频模型④；（2）奈思（Nairn）于 2001 年提出的存储—转发模型⑤，并且这两个模型都会以无线网络为基础。二代无线网络的成功使大量传输声音和数据服务的无线应用得到广泛使用。这保证了后来的无线网络能支持宽带多媒体服务器。无线应用协议（Wireless Application Protocol，WAP）能使患者和医生保持更紧密的联系。截至 2006 年，英国医生能够通过使用 WAP 建立的医疗产品 Wireless Med，以无线接入的方式访问 Med line 中的临床数据，并且在 WAP 基础上建立的医疗产品 Medicine Planet 能够让使用手机的旅行者获得当地的健康信息（如健康新闻、当前健康预警等）。但是 WAP 也面临着其他基于 PDA 的医疗无线系统的挑战，当时 PDA 能够提供在 10~15 秒的时间内下载一张标准

① 中国互联网络信息中心 . 第 46 次中国互联网络发展状况统计报告 [R/OL].2020[2021-02-08].http://www.gov.cn/xinwen/2020-09/29/5548176/files/1c6b4a2ae06c4ffc8bccb49da353495e.pdf.

② World Development Indicators [EB/OL].[2021-02-08].https://databank.worldbank.org/reports.aspx?source=2&series=IT.CEL.SETS&country=.

③ 智糖项目：移动健康技术助力糖尿病患者自我管理 [EB/OL]. [2021-02-08].https://www.sohu.com/a/280791802_100232727.

④ KAZMAN W, WESTERHEIM A. Telemedicine Leverages Power of Clinical Information. Patients Benefit from Care Providers' Use of the Internet[J]. Health Management Technology. 1999, 20（9）：8-10.

⑤ NAIRN G. Technology Pulls Together Medicine's Diagnostic Tools: Telemedicine[J]. Financial Times. 2001：9.

的患者图片的功能。PDA 在短期内的接受度非常高，但是大部分医生都只是使用 PDA 实现静态功能，比如收集参考材料，这在 2002 年被美国医学协会期刊确定为必可不少的一项应用，也有医生开始使用 PDA 实现动态功能，比如写处方、保存全天临床患者交流记录、保存病床表格记录等。移动终端始终具有电池和处理器能源有限的问题，直到带宽获得扩展才得以缓解，WAP 和 PDA 改善了护理信息的传输情况。[①] 移动健康与远程医疗很多功能相近，移动健康的移动性相比而言会更灵活些。

三、移动健康的特点

（一）移动方便

由于移动健康实现了从台式计算机到多种可移动终端的巨大转变，它不仅能够满足用户原来的数据和信息的访问需求，而且移动性更强，更加方便，可以随时随地享受到健康服务，即用户可以利用碎片化时间获得健康的信息和服务，也可以随身携带移动设备，在任何可接入互联网的地方使用。这也是移动健康系统区别于传统的远程医疗系统最主要的地方。

（二）智能感知

由于可移动终端可以随身携带，所以移动健康系统一般都具有实时采集体征数据和记录运动状态并且按照一定要求不断更新数据的功能。比如，手机能够根据内置的陀螺仪测量出手机的角度，从而测量出人体重心的偏移,这样,当人在运动时,手机就会随着运动出现角度偏移,陀螺仪检测到持续且有规律的角度偏移时，相应的数据就会被记录并转换成实际行走的步数。所以，移动健康系统的智能感知特性也离不开当前传感器灵敏技术的不断提高。

（三）个性化服务

可移动终端往往与个人信息绑定，能够精确了解用户的健康状况、健康需求

---

① ISTEPANIAN R, LAXMINARAYAN S, PATTICHIS C S.M-Health[M].US: Springer, 2006.

和行为，并根据实时采集的体征数据和记录的运动状态，通过个性化的健康模型，进行综合健康评估并给予有益的提示，实现个性化的健康服务。比如，智能手机能够实时监测夜间睡眠时间，并生成睡眠分析报告，还能在开通权限的情况下整合其他应用程序中的数据（如休息数据、专注数据、运动步数等），从而能够对用户整体的个人生活状态和健康水平生成全面的刻画。

（四）用户群体广泛

移动健康最大的优势来源于其普及性和与移动技术的普及密切相关。目前全球的互联网普及率和移动终端（包括手机、平板电脑等）的购买率非常高，这也就为移动健康系统的普及提供了广阔的发展前景。通过智能手机接入互联网中，即可享有健康信息和服务。

第九章　健康信息学与人工智能

第一节　健康大数据

一、健康大数据的相关概念

"大数据"一词最早来源于 *Nature* 在 2008 年 9 月出版的 *Big Data* 专刊，这是首次使用"大数据"一词描述前所未有的海量数据。狭义上，大数据是需要新处理模式对海量、高增长率和多样化的信息资产处理才能使其具有更强的决策力、洞察发现力和流程优化能力。大数据也是一种规模大到在获取、存储、管理、分析方面大大超出了传统数据库软件工具处理能力范围的数据集合。广义上，大数据的概念远远超出大量数据集合的范畴，还包括为了管理分析这些数据所必需的人力资源和组织以及相关技术，还有对海量数据分析后所获得的富有巨大价值的产品和服务，以及在此过程中产生的思想、观念、理论、模式的变革。

健康大数据泛指所有与医疗和生命健康相关的极大量数字化信息的集合，涵盖一个人全生命周期产生的多方面数据，包括个人健康数据和医药服务、疾病防控、健康保障、食品安全、养生保健等数据。早期，大部分医疗相关数据以纸质或者胶片形式存在。随着先进医学诊疗技术的发展进步、医院信息化的推广普及、数字医疗设备的广泛应用、各种异构和多源数字化健康医疗数据的大量增长，健康大数据的形式与内涵越来越丰富、充实。健康大数据就是通过整合来源广泛的数据，集成不同层面、各种硬件设备采集的信息，汇集形成体量极大、类型复杂的数据资源库。[①]

---

① 张路霞，段会龙，曾强．健康医疗大数据的管理与应用 [M]．上海：上海交通大学出版社，2020．

二、健康大数据的特点

（一）数据量大

在过去的十年里，随着电子病历的实施、检查检验结果的数据化和大量医疗健康信息数据库的建立，药企和医疗研究机构数字档案，以及从可穿戴式医疗监测设备的传感器中得到的数据，医疗健康数据量呈指数增长。《斯坦福医学 2017 年健康趋势报告》显示，2013 年全球医疗保健数据量为 153EB，预计年增长率为 48%，到 2020 年，这个数字将达到 2314EB（2.26ZB），这意味着医疗数据总量约占到全球所有数据容量的 5.1%[①]。2019 年医疗数据量约为 1600EB，已经达到了 ZB 级别，这些数据早已超过了人力所能处理的极限。

（二）数据种类多

医疗数据中既包括结构化的数据（Oracle、MySQL 数据库保存数据），也有非结构化的数据（半结构化 XML、非结构化 Word 和 PDF），其基本表达格式也包括文本型、数值型、图像型等多种类型。文本型数据包括电子病历、人口学信息、医嘱、药物使用、手术记录、随访记录等数据；数值型数据包括检验科的生理数据、生化数据、生命体征数据、生理波形、基因测序结果等；图像型数据包括医院中各种影像学检查如 B 超、X 射线、CT 等检查生成的影像资料。

（三）数据产生处理快

医疗数据与时间关联性大，实时数据分析处理的需求是医疗健康信息服务中的常见需求，需要对医疗数据进行实时的处理、秒级的查询和响应。

（四）数据价值密度不稳定

大多数情况下，医疗数据分散在不同区域的不同医疗机构内，患者的基础信息和病程、治疗信息分散且重复，导致信息很难得到有效利用，从而降低了数据的价值密度。不过，越来越多的医疗信息系统能通过统一的交换和集成技术将医疗数据整合到一个

---

① Stanford Medicine 2017 Health Trends Report: Harnessing the Power of Data in Health[R/OL].2017. https://med.stanford.edu/content/dam/sm/sm-news/documents/StanfordMedicineHealthTrendsWhitePaper2017.pdf.

平台，使信息互联互通，消除信息孤岛，这些措施可以使数据价值密度增大。

（五）对隐私敏感

医疗数据中含有很多病人的个人信息，如用户身份、姓名、地址和疾病等敏感信息，以及经分析后所得的私人信息，有时在医疗服务分析中还需要将医疗数据和社交数据结合起来，一旦泄露，带来的隐私影响会更加严重。国内外一般在医疗数据使用中都有立法规定，要求使用者对医疗数据做"脱敏处理"。

（六）长期保存

按照相关规定,门诊/急诊患者的数据保存不得少于15年,住院数据保存30年,影像数据无限期保留。[①]

三、健康大数据的应用领域

（一）政府层面

1.政务管理

政府可以通过大数据获取各行业、各部门更加精确真实的信息。大数据的集中和整合将加快政府职能、流程的优化，打破政府各部门间、政府与民众间的边界，提高政府的工作效率。此外，政府利用大数据可以节省监管成本，节约人力物力，利用大数据能推动政府管理从传统向现代转型，从粗放化管理向精细化管理转型，从单兵作战型管理向协作共享型管理转型,从柜台式管理向自助式全天候管理转型，从被动响应型管理向主动预见型管理转型，从纸质文书管理向电子政务管理转型，从廉政风险隐蔽型管理向风险防范型管理转型，从而大大提高政府办事的效率。政府还可以充分发挥大数据技术的作用，为不同对象提供个性、定制化服务，实施相应政策，将有助于社会资源的更优配置，消除信息孤岛。

2.社会保障

政府可以建立企业信息数据仓库，为企业间的交流合作服务。工商部门从多

---

① 卢朝霞.健康医疗大数据:理论与实践[M].北京:电子工业出版社，2017.

个部门搜集企业各类数据、信息，把各类信息统一结构、规范标准、整理加工，建立形成数据仓库，并实时更新维护。政府还要推进社会保障数据中心的项目化建设，推进养老、医疗等相关数据的整合性存储，通过数据挖掘和智能分析进行应用，再加上制定相关法律法规保障数据利用的有序性，以更好提供公共服务。

（二）组织层面

1. 科研支持

目前在科研上主要是把不同来源、不同格式、不同性质的数据在逻辑上或物理上有机地整合集中，形成数据库，为用户提供全面的数据共享，从而进一步进行数据挖掘和分析，产生新的知识，后续还可以用于解决各种预测和决策问题。比如通过大数据挖掘与分析，可以解释基因型和表型的关联，或者在大数据分析的基础上对精准药物试验构建预测模型，或者通过精准医学知识网络对包括遗传、生化、环境和临床数据的大数据分析，进行精准的疾病预防、诊断、治疗的指导。

2. 药物研发

药物研发一直是提高疾病治愈率和延长寿命的主要手段，此历程耗时耗财。如何筛选到针对某个靶点的化合物、如何能定位适合药物的受试者以提高临床试验的效率并加快临床试验的进度一直是药物研发整个链条的研究人员所要解决的关键问题。健康大数据通过收集各患者的人口学特征、基因、蛋白质数据来让药物研发和临床试验的设计更精准。比如，对于肺癌患者，在开始治疗前会检测 EGFR、ALK、ROS2、RET、MET、NGS 等 30 多个癌症相关基因，在治疗耐药过程中会进一步检测靶点的基因突变，这些突变检测结果有利于药物的研发[1]。这样有针对性地实施临床试验，将缩短药物上市的周期。

（三）个人层面

1. 慢病管理

可穿戴设备如智能手环等通过内置传感器实时地采集人体的各种慢性病的疾病生理指标，如血压、血糖、心率、热消耗量等，也可记录慢性病患者生活行为方

---

[1] 张路霞，段会龙，曾强. 健康医疗大数据的管理与应用 [M]. 上海：上海交通大学出版社，2020.

式相关的数据，如饮食、睡眠、个性运动、吸烟饮酒、社交活动等情况。然后把这些含有健康现况和疾病风险等重要信息的个性健康数据上传至云平台，利用大数据分析技术得到患者身体健康状况，供患者和医疗机构进行随时随地的健康监测。同时，系统也可自动进行实时的健康风险评估和智能预警，给患者和医疗机构提供慢性病管理决策支持服务。除此之外，借助医疗级别的可穿戴设备，患者能够及时获得医疗信息与医疗支持，如及时查看本人的医院诊疗信息、检查检验结果等，或者与主治医生保持稳定的联系，沟通交流病情，及时获得相关的健康管理保健知识，获得根据个人健康状况给出的健康教育指导等服务。这样可以更好地保证患者遵照医生的吩咐服用药物、改善生活习惯等，真正实现慢性病的自我管理和个性化防控，有效控制病情的恶化，降低就医频次，减少医疗费用。

2. 决策支持

由于临床知识和实践之间存在鸿沟，Graham 提出了细化的知识转化的模型，目标是使用循证医学知识影响诊疗决策，并改变临床工作者的认知和行为[1]。在知识工程中，首先需要形成知识表达，接着构建知识库来管理知识，最终根据通用的临床决策支持框架，完成辅助决策或风险预警，从而干预临床实践。[2]

第二节　人工智能

一、人工智能的概念

1950 年，英国数学家图录（A.M. Turing）发表了题为《计算机与智能》（*Computing machiery and intelligence*）的论文。文章以"机器能思维吗？"展开探讨，论述并提出了著名的"图灵测试"，形象地指出了什么是人工智能及机器应该达到的智能标准。1956 年达特茅斯会议正式提出人工智能（Artificial Intelligence，AI）的概念。美国

---

① Graham I, Logan J, Harrison M, Straus S, Tetroe J, Caswell W, Robinson N: Lost in knowledge translation: time for a map?[J].J Contin Educ Health Prof.2006, 26:13 – 24.

② 张路霞，段会龙，曾强 . 健康医疗大数据的管理与应用 [M]. 上海：上海交通大学出版社，2020.

斯坦福大学人工智能研究中心的尼尔森（Nilson）教授这样定义人工智能："人工智能是关于知识的学科——怎样表示知识及怎样获得知识并使用知识的学科。"麻省理工学院的 Winston 教授则认为："人工智能就是研究如何使计算机去做过去只有人才能做的智能工作。"[①]

二、人工智能与健康

（一）概述

人工智能在医疗领域的探索始于 20 世纪 70 年代，至今已经过了 50 多年的发展。人工智能发展的要素包括算法、算力和数据，算法的革新推动学习能力的提高，而计算能力负责实现核心算法，而最重要的，也是人工智能的核动力——数据。数据为人工智能的训练提供了大量的材料，因此，随着医疗数据化的发展，医疗数据库的建立，步入大数据时代的医疗行业奠定了"人工智能＋医疗"深度结合的基础。

（二）历史

医疗领域有两个十分突出的痛点，第一是医疗资源的不足，人口增多与老龄化社会带来对医生的大量需求，而医生的培养需要很长的周期，供给量难以补足巨大的需求，第二是医生对疾病的诊断准确率和诊治效率方面仍具有很大的提升空间。

于是，随着计算机技术的发展，计算机能够替代人类承担越来越多的基础性工作，若是将人工智能技术与医疗相结合，则有可能缓解医疗服务供给不足，以及准确率、效率不足的问题，医疗开始成为人工智能的重要应用场景。

最早在医疗领域进行人工智能探索的应用来自 1972 年，利兹大学研发的系统 AAPHelp。这个系统基于贝叶斯理论开发，主要是用于腹部剧痛的辅助诊断，判断腹痛患者是否满足手术指征的相关需求[②]。1976 年，斯坦福大学开发了

① 张学高，周恭伟.人工智能＋医疗健康：应用现在及未来发展概论 [M].北京：电子工业出版社，2019.
② Jiang Lu-yi, Wang Xian-ji, Jin Chun-lin. Application and admittance of artificial intelligence in health service industry[J]. Chinese Journal of Health Policy, 2018, 11(11): 78-82.

"MYCIN" 人工智能系统 [1]，属于人工智能技术中的专家系统。当医生输入患者病情信息，它就可以给出可能导致病情的细菌种类，从而给出相应的抗生素用药建议，并且给出概率排序和置信度，同时给出每一类诊断的依据。其算法的核心是医生给出的约 600 条的诊断规则，根据研究显示，"MYCIN" 的诊断算法在所有的测试样例中达到了 69% 的准确率，要高于依据相同的规则进行诊断的医生。然而，由于受到了软硬件条件的限制，专家系统并没有真正在医院中得到推广。

20 世纪八九十年代，个人计算机的快速发展和广泛传播，推动医疗行业进入信息化时代。信息化建设的进步促进了医疗信息的数据化，为医疗人工智能的发展提供了大量的学习数据资料。90 年代末期，CAD 系统出现 [2]，CAD 系统又称计算机辅助诊断系统，可以在疾病诊断方面对医生进行辅助。其中乳腺 X 摄影 CAD 是较为成熟的医学图像计算机辅助应用，然而，虽然它可以通过计算机在检查结果的图像上标注病变位置，但它并没有利用人工智能技术，也无法通过自主学习的方式提升诊断准确度。

2007 年，IBM 公司开发出一款人工智能系统名为 Watson。Watson 应用的技术主要包括：自然语言处理（语音识别、理解与翻译）、计算机视觉（图像识别）、自动推理、机器学习等。2011 年 8 月，Watson Health 成立，Watson 人工智能系统正式被应用于医疗领域。在肿瘤治疗方面，到 2015 年 Watson Health 已收录了肿瘤学研究领域的 42 种医学期刊、临床试验的 60 多万条医疗证据和 200 万页文本资料，Watson 的快速学习能力，使其能在 15 秒内阅读 4000 万份文档 [3]。目前 Watson Health 已参与多项医疗人工智能应用研究，包括糖尿病健康监测、睡眠健康监测、白内障手术辅助、医学影像、液体活检、个性化询证癌症诊疗、胃癌辅助治疗、肿瘤基因测序等。虽然，其应用前景非常广泛，但是由于种种原因，目前 Watson 的发展，尤其是在实践中的应用面临着很大的挑战。

---

① 刘海荣，刘金琨.基于 MYCIN 不精确推理的专家系统 C++ 程序设计 [J].计算机工程与设计，2001（02）:47-51+55.

② 柳晶波.乳腺计算机辅助诊断(CAD)技术及其发展 [J].医疗卫生装备，2008，29（2）:70.

③ IBM Watson 成功纠正白血病患者误诊 [EB/OL].[2021-02-15]. https://med.sina.com/article_detail_103_1_8340.html.

（三）前景

人工智能辅助医疗健康领域，如果成功可以获得诸多颠覆性的改进，人工智能在医疗领域的应用让我们从目前的医疗信息服务平台迈入提供智能医疗解决方案的阶段。随着 AI+ 医疗的进一步融合、辅助政策的逐步完善和资金的大规模投入，人工智能辅助技术在多个医疗细分领域发挥了巨大的作用：得益于人工智能的应用，辅助诊断帮助医生提高诊断效率和准确率，健康管理提高患者自查自诊的比例，缓解医疗资源不足的痛点；医院管理可以提高医疗机构和医疗工作者的工作效率，优化管理水平，降低成本并促进资源更合理配置；药物诊断帮助药物研发人员发现新的有效药物，降低试错成本。

三、人工智能在健康领域的应用

Kun-Hsing Yu 等人在 2018 年发表的文章中，展示了人工智能在医疗领域的六大应用，分别为：可穿戴设备与监控、流程自动化与优化、风险预测与诊断、科研调查与发现、药品研发与改进、机器人与精准手术。[①]

（一）可穿戴设备与监控

健康管理是指个人利用可穿戴式监控设备对自我的健康状态进行监控的应用。它通过使用带有监控功能的穿戴设备监测人体的健康指标，为个人提供实时的健康状态反馈，做出风险和预警提示并对个人健康优化提出改进策略。它是一种从被动的入院治疗疾患到主动的自我管理的新型应用。

健康管理共分为三个步骤。首先是体征数据的采集，医院的医疗器械不能对所有患者进行实时连续监测，而随着各大医疗产业运营商推出带有监控功能的可穿戴设备，医生可通过上传的数据对患者的健康状况进行检查，从而制订更加精准的治疗方案。运用了人工智能技术的健康管理软件还可以通过收集到的体征数据学习佩戴者的身体特点，有针对性地设计个性化健康管理方案。

---

① Kun-Hsing Yu, Audrew L.Beam Isaac S. kohane.Artificial intelligence in healthcare[J]. Nature Biomedical Engineering, 2018, 2(10):719-731.

健康管理的目标是实现对健康的前瞻性管理，这包括对人体各个方面的生理情况进行监测和管理，这样的健康管理系统需要建立多种完备的人体数据库。根据健康管理的领域划分，可将人工智能在健康管理上的应用分为人口、母婴、慢病、精神健康管理四个细分领域。

1. 人口健康管理

人口健康学是美国卫生福利部（DHHS）提出的"Healthy People 2020"战略中关于医疗健康研究和服务建设的主旨。它包括三个目标：①更好的个性化健康服务；②更好的社会群体医疗；③可负担的医疗费用。总的来说，人口健康学的意义就是让人们更加健康长寿，远离疾病，避免残疾、伤害和早产死亡等问题。人口健康管理的特点在于它可以为各种类型的个人及群体提供服务，并且可以为科研机构、政府等提供人口健康的解决方案。

2. 母婴健康管理

人工智能技术在母婴健康管理的应用可以分为两种：一种是女性怀孕时的数据监测，利用智能化的可穿戴监测设备，对母体的生理指标、情绪指标等数据指标进行监测；第二种是针对育儿知识的自动问答，母婴健康从孕育新的生命，到宝宝出生长大，包括个人形体变化、心理情感变化、育儿技能，甚至还要解决各种复杂的家庭问题。

3. 慢病健康管理

根据 2018 年光华博斯特发布的《中国国民健康与营养大数据报告》，20% 的中国人口有慢性病，而以心血管疾病和糖尿病为首的慢性病，占据了所有死亡人数的 86%。慢性病在我国疾病负担中所占比例超过 70%，造成了极大的经济负担[①]。对于慢病患者来说，虽然药物治疗可以在一定程度上减轻疾病症状、延缓疾病发展，但是更为重要的是改变自身不健康的生活习惯，对饮食、运动、作息进行合理规划和控制。伴随着科学技术的发展，患者的慢病管理从线下的医患交流，逐步演化出线上和线下结合的新慢病管理模式。

4. 精神健康管理

据世界卫生组织估计，心理障碍占全球疾病总量的 13%，目前全球几乎每 10

---

① 国家卫计委.中国疾病预防控制工作进展（2015 年）[R].2015.

人中便有 1 人会患心理障碍，其中 17 人中有 1 人忍受着严重的心理障碍 ①。人工智能健康管理应用能够通过深入分析数据了解用户的心理状况。通过该应用，用户也能得到无微不至的医师帮助，因为每个人都会有自己固定的手机使用习惯，一旦日常的行为习惯突然改变，负责的临床医疗团队就会接收到异常预警，做好应急准备，避免意外发生。

（二）流程自动化与优化

医院管理是指以医院为对象的管理科学，它根据医院工作的客观规律，运用现代的管理理论和方法，对人、财、物、信息、时间等资源，进行计划、组织、协调、控制，充分利用医院的现有资源，实现医疗效用的最大化。人工智能在医院管理应用上主要有两个方向，分别是优化医疗资源配置和弥补医院管理漏洞。

1. 优化医疗资源配置

人工智能根据医院的情况，制订实时的工作安排，其目的在于优化医院的服务流程，最大限度利用好现有的医疗资源。传统的医院管理方式完全依靠人工，这带来的问题一方面是医护工作者不能将全部精力投入医疗工作中，造成医疗资源的浪费；另一方面医护工作者的医护工作任务已经非常沉重，如果再给予他们更多行政事务，难免造成工作上的低效。

在人工智能的帮助下，医院的运营流程将得到优化，医院的运营效率将稳步提高。传统的人工式管理由于种种主观和客观的因素，导致医疗资源不能高效地匹配到最需要的患者身上。但是人工智能能利用大数据，从宏观层面协调资源的有效分配。它能根据电子病历、既往病史等信息分析出哪些患者是最需要及时救治的，把医疗资源优先提供给他们，优化医疗服务的先后顺序。

2. 弥补医院管理漏洞

人工智能调查病人对医院的评价，总结医院存在的问题，并给出解决方案，其目的在于提升病人对医院的满意度，提高医院的效率。这种系统能够从点评网站、社交平台和新闻媒体等渠道收集客户对医院的评价，通过自然语言处理技术将非结构化的数据处理成能被系统识别的结构化数据，根据已经搭建好的模型，系统能够整理、分

---

① 心理健康领域创业，有哪些切入方式？[EB/OL]. [2021-02-15]. https://36kr.com/p/1720911790081.

析出各种评价背后的真实含义。最后将信息总结成可视化的图表，呈现给医院的管理者，告诉他们根据客户的评价医院在哪些方面做得不到位，可以通过哪些方式进行整改。在相对流程化的信息收集阶段，人工智能相比人工收集数据的优势是非常明显的。对信息的收集和清洗往往需要耗费人工几周甚至几个月的时间，而人工智能系统全部进行数字化处理，将时间缩短至几个小时或几天，大大减少了工作量。

医院传统的客户调查方式存在形式单一、反馈有限等问题，而人工智能能够从内部和外部多个渠道收集客户对医院的真实评价。而且以往的医院客户满意度调查由于是人工操作，满意度调查直接影响到各个部门的绩效考核等相关利益，因此调查项目可能流于形式，而人工智能完全由机器进行分析，不带有任何主观的情感和利益考量，因此能给出客观、公正的调查结果。而数据收集和分析的准确性，直接影响到后续整改方案落实的有效性。人工智能系统在给出分析结果后，还能给医院管理者提供一系列建议。

（三）风险预测与诊断

现代医学是从人们的各种生化、影像的检查结果中，去诊断是否患病。如果希望实现疾病的未来发展预测，现有的方法往往力不从心。医学科技的进步，已经能够实现部分疾病的可能性预测了，从基因的角度进行分析，可以对可能发生的疾病进行预测，而人工智能能够从我们的语言、神态、反应、影像等数据进行疾病的预测。

人工智能能够参与疾病的筛查和预测，需要从行为、影像、生化等检查结果中进行判断，依靠得最多的检查数据是 MRI、CT、X 射线等影像数据。除此之外，人们的语言、文字也会成为精神健康和身体健康状况的可测指标。语言和文字形成的规律会被认知系统进行分析，这种分析得出的数据能够帮助医生和患者更有效地预测并追踪早期的发展障碍、精神疾病和退化性神经疾病等。

目前，人工智能参与的疾病筛查和预测，绝大部分是人类尚无法攻克的严重疾病。人工智能相关的医学论文中，肿瘤以 892 篇遥遥领先，阿尔茨海默病排名第二[1]。在科技的帮助下，医学正从治疗疾病向预防疾病转变。在疾病发展和变化之前，就能够想办法阻止或延迟疾病的发生。

---

① 蛋壳研究院.2017 年医疗大数据与人工智能产业报告 [R/OL].2017. https://www.iyiou.com/p/74063.html.

1. 疾病的筛查

对于精神疾病诊断，医生首先要对病人的精神情况进行初诊，通过数次类似心理采访的直觉来判断症状，凭经验诊断出精神疾病种类，然后对症拟订治疗方案。然而受医生主观判断和经验的限制，可能在诊断上出现错误，导致迟迟不能确诊，或者不能正确判断用药种类和剂量。例如，精神分裂症人群讲话有非常显著的特征，常表现为非自主发声：讲话中短句居多，语义混乱，"这个""那个""一个"之类的模糊词使用频率高，句与句连起来的表意含糊不清，这就为人工智能进行疾病筛查提供了语言学方面的根据。

对于自闭症筛查，美国儿科医学会建议父母在孩子出生后的第 9 个月到第 36 个月带他们进行多项发育障碍的早期筛查，其中最重要的项目就是自闭症。尽早的筛查可以有效地避免错过黄金干预时间。Cognoa 设计了一套人工智能应用于儿童自闭症早期筛查的 App[1]，填写完孩子的基本信息，然后根据孩子的具体情况回答 15~20 个和他们行为有关的问题，最后系统会自动生成筛查报告。整个筛查方案的关键在于问卷设计的可靠性和结果的准确性，这些问题的理论依据来源于创始人丹尼斯·沃尔（Dennis Wall）博士超过 5 年的临床研究。在此期间，他们的团队在哈佛医学院和斯坦福医学院对超过 10 万名自闭症儿童的患病情况进行了跟踪。临床研究中产生的信息汇总成庞大的数据库，再利用机器对海量的医疗数据进行学习，从而训练出一套独特的算法。当用户在 App 中输入儿童的行为信息，系统会根据已经建立的算法得出对应的筛查结论。

对于阿尔茨海默病的预测，来自英国的 Avalon AI 公司通过个体脑部核磁共振（MRI）图像，预测在未来患阿尔茨海默病的几率[2]。他们利用深度学习技术开发计算机医学影像诊断工具，目前对阿尔茨海默病的有效预测准确率已经达到了 75%。目前医学界诊断阿尔茨海默病病情程度的生物指标主要有两个：一是海马体（相当于大脑记忆芯片）的大小；二是脑室的大小，因为脑室体积会随着脑组织退化而增

① Cognoa 人工智能平台获 FDA 批准用于自闭症筛查 [EB/OL]. [2021-02-15]. https://med.sina.com/article_detail_103_2_41719.html.

② 可预测老年痴呆症患病几率，Avalon AI 医学影像诊断玩出新花样 [EB/OL]. [2021-02-15]. https://www.sohu.com/a/111012194_133140.

大。Avalon AI 公司的研究员通过细致地研究大脑灰质和白质的变化、脑脊液的情况，观察大脑从轻微认知损害发展成阿尔茨海默病的过程中，这些物质会有什么相应的改变。

2. 疾病预测

脑疝预测。大面积脑梗死是一种常见并且非常严重的神经内科疾病，研究表明患者在症状发生恶化之前积极的干预效果比后期干预效果更好，因此早期对患者预后进行有效判断从而选择有效的治疗方案是脑梗患者治疗成功的关键。《中国卫生统计》2014 年刊登了一篇名为《利用人工智能系统预测大面积脑梗死患者的转归》的论文[①]，利用人工神经网络多层感知机建立多因素预测模型，对大面积脑梗患者的预后进行预测，在单因素模型中，预测效果最好的 AUROC（受试者工作特征曲线下面积）为 0.87，指出人工智能随机森林模型可用作医学辅助诊断系统来预测脑疝在大面积脑梗患者的发生。

慢性肾病分级预测。目前世界上超过 5 亿人患有不同的肾脏疾病，但是全社会对于慢性肾病的知晓率不足 10%，因为慢性肾病早期没有明显症状，很容易被忽略，很多患者等到肾功能恶化时才去就医。因此肾病分级预警是一件很急迫的事情，华南农业大学食品学院的研究员曾经基于人工智能对肾小球过滤进行预测，通过 BP 神经网络构造了预测模型，从而最终构建出一个实用性良好的慢性肾病分型预警模型[②]。

心脏病患者死亡预测。英国医学研究委员会伦敦医学研究所的研究小组在《Radiology》杂志上发表文章，人工智能软件通过分析血液检测结果和心脏扫描结果，可以发现心脏即将衰竭的迹象[③]。研究人员在人工智能软件中录入了 256 名心脏病患者的心脏核磁共振扫描结果和血液测试结果。软件测量了每一次心跳中，心脏结构上标记的 3 万个点的运动状况，把这个数据再结合患者 8 年来的健康记录，人工智能软件就可以预测哪些异常状况会导致患者的死亡。人工智能软件能够预测

---

① 陈茹，邓泽林，刘鼎，宋治. 利用人工智能系统预测大面积脑梗死患者的转归 [J]. 中国卫生统计，2014，31(01):100-103.

② 李丽琴. 基于人工智能的慢性肾病分级预警模型 [J]. 时代报告：学术版，2012.

③ BBC：人工智能可预测心脏病人何时死亡 [EB/OL]. [2021-02-15]. https://med.sina.com/article_detail_103_1_18968.html.

患者未来五年的生存情况，预测患者存活期只有一年的准确率大约为 80%，而医生对于这个项目的预测准确率为 60%。①

骨关节炎发展预测。卡内基梅隆大学生物工程博士新吉尼·昆都（Shinjini Kundu）在一次会议上，展示了人工智能在骨关节炎发展方面进行预测的研究②。在 Shinjini Kundu 的研究中，通过收集大量人群 10 年间的软骨 MRI 影像数据，利用人工智能去寻找健康人群和患病人群的影像差别。正常人的软骨上的水是均匀分布的，而患有骨关节炎的患者 MRI 图像上红色部位有水的聚集。人工智能通过大量图像数据的学习，能够发现正常人的软骨中的异常，从而预测出未来三年患上骨关节炎的概率。据介绍，这套系统目前的准确度已经达到了 86.2%。

流行病风险预测。中国平安与重庆疾控中心联合课题组研发的全球首个流感预测模型取得阶段性进展。利用平安的医疗健康数据和人工智能技术及重庆市疾控中心监测数据，能够提前一周预测流感发病趋势，并在验证中取得了准确的预测效果。该流感预测模型将帮助重庆公共卫生部门及时监控疫情，并指导民众进行疾病预防。模型能够精准预测个人和群体的疾病发病风险，提升疾病事前预防的成功率，帮助政府医疗系统降低国家疾病与防控工作的成本。

（四）科研调查与发现

电子病历是在传统病历基础上，记录医生与病人交互过程以及病人的疾病发展、治疗状况的病人电子化档案，包含着大量的健康信息和疾病信息。电子病历记录的数据是医学科学研究的很有价值的资料，也是药物、器械研发的基础数据。随着电子病历系统在医疗机构的逐渐普及，临床数据的不断积累，医疗大数据的概念也逐渐开始出现。利用海量的医疗大数据，医疗从业者能够通过数据分析发现与医疗质量，医疗安全以及药物效果相关的重要证据，从而提高公共医疗的质量和效率，加强医疗安全，并促进新治疗方法和药物的研发。人工智能的切入主要是利用机器学习和自然语言处理技术自动抓取病历中的临床变量，智能化融汇多源异构的医疗

---

① 人工智能加速心脏病影像应用，或可预测心脏病患者存活时间 [EB/OL]. [2021-02-15]. https://med.sina. com/article_detail_103_2_19013.html.

② CMU's Shinjini Kundu develops breakthrough technology to diagnose osteoarthritis sooner[EB/OL]. [2021-02-15]. https://www.cmu.edu/engage/about-us/news/alumni/profile-kundu.html.

数据，结构化病历、文献生成标准化的数据库将积压的病历自动批量转化为结构化数据库。目前，病历 / 文献分析企业通过与医院合作及自购数据的模式，实现了大量数据的积累。同样读一篇 50 页的病历，抓取和理解其中的所有临床信息速度比医生平均快 2700 倍[①]。

目前人工智能病历 / 文献分析的应用场景主要有三类：病历结构化处理、多源异构数据挖掘、临床决策支持：

1. 病历结构化处理

人工智能系统利用自然语言处理技术，深度挖掘和分析医疗文本的信息，它可以快速批量抓取病历中的信息生成一个结构化数据库，这个抓取环节可以为医生节省数月的时间，把这个过程的耗时压缩到几秒。以森亿智能为例，其人工智能系统全科室综合准确率在 90.2%，可以识别 13 大类临床变量，识别 19 类变量语言关联，全自动生成结构化数据库[②]。更重要的是，其自然语言处理不依赖任何人工规则，在面对新的病种、新的病历时，完全通过机器学习来完成模型构建，从而使得产品在面对不同场景时实现灵活定制、高速迭代。

人工智能病历 / 文献分析系统具有速度快、准确率高的特点，即使面对目前各大医院 IT 系统的标准不一这种情况，人工智能也可以迅速将慢病管理、健康平台、保险公司、HIS 系统乃至药企等客户所需的数据，结构化处理，做出实际有说服力的案例。

2. 多源异构数据挖掘

人工智能企业与医院合作，无须和原系统对接，利用大数据技术完成多源、结构和非结构数据的清洗、脱敏、结构化、标准化，使得医院能够一统原先分裂的医疗数据，形成互联互通的医疗大数据平台，为实现大数据处理和分析奠定数据基础。以大数医达为例，一家医院，大数医达甚至可以挖掘到近 20 年的数据[③]。大数医达通过将肿瘤患者分散在 HIS、EMR、LIS、PACS 等院内系统中的病历记录进行融

---

① 人工智能在生活中的应用都有哪些？[EB/OL]. [2021-02-15].https://blog.csdn.net/weixin_42137700/arti cle/details/107904262.

② 首轮融资近千万，森亿智能利用人工智能结构化医疗数据推动二次应用 [EB/OL].[2021-02-15]. https://med.sina.com/article_detail_103_2_18676.html.

③ 优秀的医疗大数据和 AI 公司，都在围绕电子病历的六个应用场景做文章 [EB/OL].[2021-02-15]. https://zhuanlan.zhihu.com/p/28840650.

合处理，以时间轴集成视图方式展现每位患者的门诊、住院病历信息。除了互联互通之外，三甲医院还会有一些管理统计的需求。医院领导往往需要了解一些异常指标的原因，如科室与疾病的药占比高的异常原因，这就需要统计科基于 HIS 进行数据检索。有了大数据平台，统计科就能很轻松完成这项任务。

3. 临床决策支持

医疗大数据辅助决策系统的核心运行机制是基于海量的医疗大数据，同时将各学科专家的经验囊括到系统中，技术人员应用先进的 IT 技术、深度学习算法等针对特定领域进行专业的定制，从而向医生提供可视化、场景化、智能化的系统解决方案。而且医生在使用过程中的反馈，又能够不断地融入系统的更新从而达到优化系统的目的，提升系统的准确性。

2019 年 2 月 12 日，医学期刊 *Nature Medicine* 的一篇论文报告了一种人工智能疾病诊断系统[1]，使用基于机器学习的自然语言处理技术，在 50 多种常见儿童疾病中的诊断准确度高于初级儿科医生，达 90% 左右，作者认为，这类人工智能有助于简化患者护理环节，例如对患者进行分诊，另一个潜在应用是帮助医师诊断复杂或罕见疾病，拓宽医生的鉴别诊断思路。

从问题和挑战来说，人工智能的病例 / 文献分析应用包括以下两个方面：

第一，最大的挑战是高质量的病历获取。目前医院是病人数据的集中来源地，医院是否愿意合作，愿意提供多少数据成为了关键。

第二，病人资料的数据伦理问题。因为人工智能需要从过往数据中进行学习，才会使其拥有智能，并不断得到提高。中国目前在此领域政策上态度不明确，我们应该尽快明确如何利用数据，哪些数据可以利用，哪些数据不能利用，这是所有病历 / 文献分析企业所要面临的共同问题。

（五）药品研发与改进

在药物、生物技术和药理学领域，药物发现是发现新的候选药物的过程。目前新药产品的研发越来越难以取得突破。一方面，大多数可以被使用的化合物已

---

[1] H Liang, et al. Evaluation and accurate diagnoses of pediatric diseases using artificial intelligence[J]. Nature Medicine, 2019, 25(3): 433–438.

经被发现，新的化合物开发难度逐渐加大；另一方面，科学成果的数量增长速度很快，人类个体不可能完全理解这些数据。而人工智能可以从海量论文中摄取所需的分子结构等信息，并且可以自主学习，建立信息之间的关联，提供新的思路和想法。人工智能的加入，已经开始重构新药研发的流程，人工智能在新药研发上的应用也开始从靶点筛选向更多方面拓展。人工智能在新药研发上的应用主要在两个阶段：一个是新药发现阶段；另一个是临床试验阶段。目前有 7 种不同应用方向如表 9-1 所示。

表 9-1 新药研发过程中的人工智能结合点

	新药研发的机会	人工智能结合点
药物发现阶段	基础研究	文本分析＋靶点筛选
	药物发掘	计算机视觉＋高通量筛选 机器学习＋虚拟筛选
	药物优化	AI＋构效关系优化
临床研究阶段	病人识别与招募	AI＋患者病历分析
	服药依从性管理	人脸识别＋依从性管理
	患者数据采集	机器学习＋可穿戴设备
	药物品型预测	人工智能品型预测

1. 靶点筛选

在药物研发中靶点发现，也就是发现能减慢或逆转人类疾病的生物途径和蛋白，这是目前新药发现的核心瓶颈。针对前沿论文进行文本分析和处理、知识发掘并提供预测数据，可以看作是人工智能在靶点筛选上的应用。老药新用是目前寻找药物的常用方式，其实现方式是将市面上已曝光的药物及人身上的 1 万多个靶点进行了交叉研究及匹配。以往这项工作由人工试验完成，现在通过人工智能参与，将给试验的速度带来指数级的提升。据推测，搭建算法模型及大规模的算力，利用"老药新用"这一手段有望将药物研发成本降至 3 亿美元甚至更低，研发周期也缩短至 6.5 年[①]。

2. 药物筛选

药物筛选，也可以称为先导物筛选。制药企业通常积累了大量调控蛋白功能

---

① 动脉网.2017 年医疗大数据和人工智能产业报告 [R].2017.

的小分子化合物，大规模的跨国药企一般都会有 50 万 ~300 万的化合物储备 [①]。先导物发现首先通过少数模块组合成不同蛋白，然后会采用高通量筛选来发现合适的先导物。高通量筛选方式会在同一时间由机器人进行数以百万计的试验，因此成本非常高昂。迄今为止，学者们已经纷纷倡导利用 AI/ML 开发有效和准确的虚拟筛选方法，以替代昂贵且耗时的高通量筛选过程。

3. 药物优化

药物优化，又可以叫作先导物优化，这个步骤主要是对先导物的构效关系进行优化。这个阶段需要全面改进先导物的分子缺陷，当代药物发现有时可有 20~30 个指标需要同时优化，而分子改造牵一发而动全身。借助人工智能，能够以直观的方式定性推测生理活性物质结构与活性的关系，进而推测靶酶活性位点的结构和设计新的活性物质结构，可以进一步提升药物的构效关系分析的速度，快速挑选最具安全性的化合物。

4. 病人识别及招募

招募合适的志愿者参与新药的临床试验一直是制药公司面临的难题之一，除了招募的直接成本，由于延长时间造成的间接成本也不容忽视。在实际过程中，大多数临床试验不得不大幅延长其时间表，因为在原定时间内很难发现足够数量的患者。根据拜耳的数据，90% 的临床试验未能在指定时间内招募到足够数量的患者，通常而言，所耗费的时间是指定时间的两倍左右 [②]。利用人工智能对疾病数据深度研究，制药企业可以更精准定位目标患者，快速实现患者招募。

5. 服药依从性管理

依从性是指病人执行医嘱的客观应答的程度。在新药临床试验中，依从性可定义为受试者按照规定的药物剂量和疗程服用试验药物的程度。传统方式服药依从性主要通过人工随访来管理，如果数据量大则只能依靠病人的自觉性。在这个阶段我们可以利用移动技术和面部识别技术来判断患者是否按时服药，用自动算法来识别药物和摄取药物，并且可以提醒患者按时服药，对患者的服药依从性做出精准管理。

[①] 动脉网.2017 年医疗大数据和人工智能产业报告 [R].2017.
[②] 动脉网.2017 年医疗大数据和人工智能产业报告 [R].2017.

6. 患者数据收集

在传统的新药研发流程中患者的健康状况和身体数据情况只能在临床诊疗中进行评估，病人需要进行定期检查，在特定时间和地点获得的数据并不能完整地代表病人的身体情况，容易出现数据偏差。在这个阶段可以应用可穿戴设备与机器学习分析来提升临床试验中的患者参与度、数据质量和操作效率。

7. 小分子药物晶型预测

药物晶型不但决定小分子药物的临床效果，同时具有巨大的专利价值。药物晶型专利是药品化合物专利之后的最重要的专利，是原研药企业阻止或推迟仿制药企业在其化合物专利过期后将仿制药推入市场的重要筹码，药物晶型专利可以延长药物专利 2~6 年[①]。

利用人工智能高效地动态配置药物晶型，可以把一个小分子药物的所有可能的晶型全部预测。相比传统药物晶型研发，制药企业无须担心由于实验搜索空间有限而漏掉重要晶型，可以更加自如地应对来自仿制药企的晶型专利挑战。此外，晶型预测技术也大大缩短了晶型开发的周期，更有效地挑选出合适的药物晶型，缩短研发周期，减少成本。

（六）机器人与精准手术

虚拟助手是一种可以和人类进行沟通和交流的辅助机器人，它通过人工智能技术理解人类的想法，学习人类的需求，并输出各类知识和信息，辅助人类的生活和工作。人工智能虚拟助手使用自然语言处理技术进行语音和语义识别，以及优化的决策算法来完成与人类的互动。借助虚拟助手，我们可以直接说出问题、愿望和需求，并从虚拟助手的反馈中得到答案。医疗方面的虚拟助手的数据库范围局限在医疗领域。相同的是，其采用相类似的信息输入和输出方式，实现的功能一样。不同的是，通用类虚拟助手的数据库范围更广，医疗类虚拟助手提供的是更加复杂和谨慎的专业医疗服务，需要受到严格监管。通用类虚拟助手上市时间早，资本支持度高，数据规模大，而医健类虚拟助手的专业属性强、监管风险高。

根据虚拟助手的服务对象进行分类，我们把虚拟助手分成三个类别：使用者

---

① 动脉网.2017 年医疗大数据和人工智能产业报告 [R].2017.

是患者的虚拟助手，包括个人问诊、用药咨询和导诊机器人等应用；同时连接医患双方的虚拟助手，包含智能分诊和慢病管理等应用；使用者是医生的虚拟助手，包含电子病历语音录入等应用。

1. 个人问诊与用药咨询

在工作模式方面，个人问诊和用药咨询第一个步骤是自然语言处理，用户可以通过语音或者文本两种模式来输入信息。通过自然语言处理之后，再根据疾病数据库、医疗信息数据库或者外部的医疗数据库，进行对比和深度学习，对患者提供医疗和护理建议。对于企业来说，用户使用虚拟助手的付费意愿并不强，企业在投入大量的资金在完成基础数据库和人工智能人才团队建设之后，其盈利模式为连接后续服务，个人问诊业务进行互联网就医导流，用药咨询类应用进行互联网或线下的药品购买导流。从功能方面来说，一对一的医患服务是需要较高的人力成本和时间成本的。普通大众有时候仅仅需要一些快速和低成本的医疗建议，虚拟助手可以很好地满足这个需求。

虚拟助手的介入除了有助于控费，还拥有完整的医学基础数据库。人类医生无法穷尽所有的疾病，而人工智能理论上可以。目前我国全科医生还很紧缺，而虚拟助手可以在医生不擅长的领域提供更好的建议。在目前的分级诊疗中，社区医疗的发展瓶颈，很大程度是在于全科医生的数量不足，以及诊疗经验的不足。人工智能语音助手也可以帮助全科医生快速做小病的筛查，以及重大疾病和传染病的预警，帮助他们做好转诊工作。

从问题与挑战方面来说，首先，医疗类虚拟助理的发展应受到严格监管。医疗责任主体不明，法律未针对虚拟助手等人工智能诊疗手段进行细化明确，监管部门禁止虚拟护士助理提供轻微疾病的诊断和重症的任何建议。其次，因为患者并不完全了解身体所出现的状况，主诉表达的时候会漏掉一些关键信息，同时咨询的时候会使用大量的非专业词汇，甚至进行了错误的描述。目前大部分医疗类的虚拟助手都是通过选择题，而非问答题来解决这个问题。

2. 智能分诊、导诊机器人

导诊机器人属于服务类机器人，它们主要通过语音输入进行服务指导，可以应用于火车站、机场、餐厅、景点等多种场景。从工作模式来看，医疗导诊类服务机器人主要是通过患者的语音输入进行语义分析,然后给出医院的分诊和导诊建议,节约人力，方便患者。更先进的导诊机器人还能通过传感器收集患者的生命体征信息，给出准确的建议。从功能方面来说，服务类机器人主要用于取代重复和简单的人力工作，而且通过搭载医学相关知识体系，还可能用于家庭等服务场景。从问题和挑战方面来说，医院环境嘈杂，会对语音录入的质量造成非常大的影响。虽然现在语音识别的准确度已经达到了一定的水准，但是在医院这种环境里面，用户的体验还是会受到影响。

3. 慢病管理

慢病管理软件的价值在于帮助患者更高效地做病情管理。慢病管理环节中应用人工智能聊天机器人，则可以保证患者病情在已知、可控的情况下进行病情判断和处理。在人工智能的介入下，聊天机器人这一模式的核心价值在于进一步改善人机交互界面，通过更符合人性习惯的沟通方式，进行人机交互。患者在获取相关医学知识时，只需问问题，而不再需要去搜索查询，筛选寻找相匹配的内容了。聊天机器人还可以通过分析语义，理解指令，替用户做一些操作。比如，记录当日检测的指标，饮食摄入情况等。这类功能对于不习惯与机器沟通的年长者来说，可以提供极大的改善。同时，当患者的数据发生变化的时候，人工智能可以及时发现问题，邀请医师或者药师人工及时介入。在人工智能的帮助下，慢病 app 链接线下所要匹配的医护人员数量将得以降低，同时不会对服务体验造成不良影响。站在医方的立场上，人工智能虚拟助手反过来可以成为医护人员的助手，承担部分行政性和常规性工作。预约、备案等行政性事务可以代为解决，常见病症问答也可以代为应答，替代医护人员为患者做例行监控等。

4. 电子病历语音录入

根据丁香园调查，50% 以上的住院医生每天用于写病历的平均时间达 4 小时以上，其中一部分甚至超过 7 小时 [①]。电子病历录入的简易性和高效性成为临床医生的迫切需求。相比于医生手工进行电子病历录入，人工智能参与的智能语音录入由语音识别、语义分析、智能纠错三部分构成。智能语音录入全过程由医疗

---

① 语音电子病历 [EB/OL].[2021-02-15].http://3g.dxy.cn/bbs/topic/30476748?sf=2&dn=4.

领域语言数据模型进行支撑，该数据由针对各个科室的业务进行了梳理，定制语音模型，覆盖各个科室常用的病症、药品名称、操作步骤等关键信息。语音智能录入能够大幅提高医生录入病历的速度，从而节省医生的宝贵时间，使其能专注治疗。在某些科室，如影像科、超声科、口腔科等，智能语音录入能够实现检查、诊断和病历录入同时进行，避免了医生诊断总是被打断的情形，让医生能够专注于诊疗行为。医疗智能语音录入还需要克服嘈杂的环境、识别复杂的医学专业术语、满足不同语速和口音使用者，要成为可靠、好用的技术，还有许多技术难点需要克服。

第三节　知识图谱

一、知识图谱基本概念

知识图谱是一种用图模型来描述知识和建模世界万物之间的关联关系的技术方法。知识图谱由节点和边组成。节点可以是实体，如一个人、一本书等，或是抽象的概念，如人工智能、知识图谱等。边可以是实体的属性，如姓名、书名，或是实体之间的关系，如朋友、配偶等。知识图谱的早期理念来源于语义网，其最初想法是把基于文本链接的万维网转化成基于实体链接的语义网。[1]

知识抽取是构建大规模知识图谱的重要环节，是实现自动化构建大规模知识图谱的重要技术，其目的在于从不同来源、不同结构的数据中进行知识提取并存入数据库中。知识抽取包括实体抽取（命名实体识别）、关系抽取和实践抽取三个子任务。实体抽取是指从文本中检测出命名实体，并将其分类到预定义的类别中，如人物、组织、地点、实践等，关系识别是指从文本中识别抽取实体与实体之间的关系，事件抽取是指识别文本中关于事件的信息，并以结构化的形式呈现。常见的实体抽取方法包括基于规则的方法、基于统计模型的方法和基于深度学习的方法，常见的

---

① 王昊奋，漆桂林，陈华钧. 知识图谱：方法、实践与应用 [M]. 北京：电子工业出版社，2019.

关系抽取方法包括基于模板的关系抽取方法、基于监督学习的关系抽取方法和基于弱监督学习的关系抽取方法，常见的事件抽取方法包括流水线方法和联合抽取方法。此外，对于不同结构化程度的数据也会采用不同的知识抽取方法，比如，结构化数据中可以采用直接映射、R2RML 映射，半结构化数据中，以 Web 网页为例，可以采用手工方法、包装器归纳方法、自动抽取方法。当然，还可以通过从已有的实体及实体关系出发挖掘出新的知识，来使知识抽取更完备。

知识图谱包含描述抽象知识的本体层和描述具体实施的实例层。知识融合是解决知识图谱异构问题的有效途径，如不同领域、不同组织建立的知识图谱往往是具有不同结构的，具体体现在语言层、模型层不匹配等。在本体概念层的融合上，最通用的方法就是本体集成与本体映射，而实例层的融合和匹配就复杂很多。

知识图谱推理是指基于图谱中已有的事实或关系推断出未知的事实或关系，主要技术手段可以分为基于演绎的知识图谱推理和基于归纳的知识图谱推理两种。此外，时序预测推理、强化学习、元学习、图神经网络等都是领域内新进展。

二、国内外医学知识图谱应用

（一）医学专业领域

1. 医学知识表示与组织

医疗领域构建有大量的规模巨大的领域知识库。例如，仅 Linked Life Data 项目包含的 RDF 三元组规模就达到 102 亿个，包含从基因、蛋白质、疾病、化学、神经科学、药物等多个领域的知识。再例如国内构建的中医药知识图谱，通常需要融合各类基础医学、文献、医院临床等多种来源的数据，规模也达到 20 多亿个三元组。[①] 医学领域的知识结构更加复杂，如医学语义网络 UMLS 包含大量复杂的语义关系，Gene Ontology 则包含复杂的类层次结构。在知识质量方面，特别涉及临床辅助决策的知识库，通常要求完全避免错误知识。同时这些知识图谱还可以为医学领域的交流提供统一标准的术语，使医学行业的工作更加符合规范。

---

① 王昊奋，漆桂林，陈华钧. 知识图谱：方法、实践与应用 [M]. 北京：电子工业出版社，2019.

2. 临床决策支持

IBM Watson 主要面向肿瘤和癌症领域的决策支持，基于巨大的知识库并使用自然语言、假设生成和基于证据的学习能力为临床决策支持系统提供帮助，供医学专业人员参考。很多研究者针对这一领域都进行了深入的研究，例如，本体驱动的、针对传染病诊断和抗生素处方的临床决策支持系统，该系统包括一个医学本体知识库，其中综合了多个医学本体资源，包括传染病、综合征、细菌等相关本体 [1]；面向重症监护室的急性心肌梗死患者的智能监测和决策支持系统，该系统的知识库由 OWL 本体和一组表示专家知识的规则组成，能够分析患者的情况，并给出治疗建议 [2]；通过自然语言处理方法建立三层疾病结构知识图谱（疾病—症候—特征），运用正则表达式和隐马尔可夫模型等人工智能技术解决了构建医学知识图谱过程中的效率低、耗时长等问题 [3]。

（二）智能语义搜索

在大量医学数据中搜索生物/医学信息是一项复杂的任务，医疗信息智能语义搜索建立大规模医学知识库对用户搜索的关键字和文档内容进行语义标注，从医学知识图谱中检索并查询相关的实体、对实体关系及属性进行扩展查询，从而改善医疗信息搜索结果。

目前，国内外的医疗信息智能语义搜索引擎包括 Google Health、Healthline、搜狗明医、360 良医等，其中谷歌率先提出将知识图谱应用于搜索引擎，Google Health 则提供超过 400 种健康状况数据，通过信息卡片的方式对疾病特征进行展示，告知用户某疾病是否具有传染性、影响主要人群等信息。Healthline 是一个基于医学知识库的医学信息搜索引擎，其知识库涵盖超过 80 万项医疗元数据和 5 万条相互关联的关系概念。搜狗明医和 360 良医结合了元搜索引擎和知识库索引，收集权

---

[1] ÁngelGarcía-Crespo, Rodríguez A, Mencke M, et al. ODDIN: Ontology-driven differential diagnosis based on logical inference and probabilistic refinements[J].Expert Systems with Applications, 2010, 37(3): 2621-2628.

[2] Martínezromero M, Vázqueznaya J M, Pereira J, et al.The iOSC3 system:Using ontologies and SWRL rules for intelligent supervision and care of patients with acute cardiac disorders[J]. Computational and Mathematical Methods in Medicine, 2013, 2013(5904):650-671.

[3] 聂莉莉, 李传富, 许晓倩, 等.人工智能在医学诊断知识图谱构建中的应用研究[J].医学信息学杂志, 2018, 5（6）: 7-12.

威医疗知识学术网站内容，为用户提供包括维基百科、知乎回答、国际前沿学术论文等权威的医学知识。[1]

（三）医疗问答系统

医疗问答系统是医疗信息检索系统的一种高级形式，能够以准确简洁的自然语言形式为用户提供问题的解答，多数基于知识图谱的医疗问答系统都会将给定的问题分解为多个小的问题，然后逐一去知识库抽取匹配的答案，并自动检测答案在时间和空间上的吻合度等，最后将答案合并，以直观的方式展示给用户。微软的"小冰"就是融合知识图谱的问答系统的代表产品，但在医学领域，受限于现有医学知识图谱的推理能力，市场上尚未出现比较成熟的医疗问答系统。研究人员针对知识图谱与医疗问答系统的融合开展了许多研究，都有不错的进展。[2]

三、医学知识图谱应用前景

知识图谱具有强大的语义处理和开放获取能力，是对语义网和知识库的改造和升华。医学知识图谱将医学知识与知识图谱结合起来，推动医学数据的智能化和自动化处理，为医疗行业的发展带来新的契机。知识图谱在医学领域的应用为医疗行业带来了新的机遇，同时也带来了一系列挑战。目前，医学知识图谱构建的关键环节还面临着一些巨大的困难和挑战。比如，目前应用于医学文本抽取的算法普遍存在着准确性低、限制条件多、扩展性差等问题，医学知识来源的多样性导致医学实体在不同的数据源中存在严重的多源指代问题，以及动态医学知识图谱表示不准确、信息变化传播不充分和更新代价大的问题，如何利用医学知识图谱可视化为医生寻求最佳的诊疗展示方案使病人理解展示结果也是一个挑战。医学知识图谱是大数据、人工智能与医学的结合，在未来必将成为医疗行业与大数据智能研究的热点和前沿问题。[3]

---

① 侯梦薇，卫荣，陆亮，等.知识图谱研究综述及其在医疗领域的应用[J].计算机研究与发展，2018，55(12)：2587-2599.

② 侯梦薇，卫荣，陆亮，等.知识图谱研究综述及其在医疗领域的应用[J].计算机研究与发展，2018，55(12)：2587-2599.

③ 孙郑煜，鄂海红，宋美娜，等.基于大数据技术的医学知识图谱构建方法[J].软件，2020，41(01)：13-17.

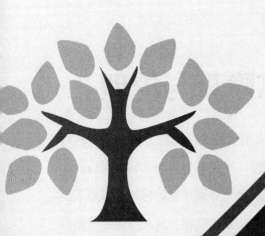

第四部分

隐私、伦理与政策、法规

第十章　健康信息隐私与伦理

随着互联网技术的发展，医疗健康信息的应用价值逐步凸显，包括加强医疗健康行业管理、辅助公共卫生检测评估和决策管理、提高医学研究和临床疾病诊疗质量、促进个人自我健康管理能力等。与此同时，个人健康信息的保护也遇到了前所未有的挑战，个人健康信息泄露导致的财产损失、健康受损，或是在健康数据的获取过程中侵犯隐私、忽略伦理的事件屡有发生。这些事件都表明，在数据开放与数据安全二者之间，亟须寻求一个平衡。

第一节　隐私与安全

一、引言

（一）谷歌的南丁格尔计划

2019年11月11日，《华尔街日报》报道，搜索引擎巨头谷歌（Google）与美国最大医疗健康提供商阿森松医疗集团（Ascension）合作，在数百万美国人不知情的情况下，在21个州收集详细的个人健康信息，内部称之为"南丁格尔计划"（Project Nightingale）。[1] 该计划收集的数据涉及实验室结果、诊断、医院记录，以及有关人们健康史的详细信息，包括患者姓名和出生日期，且患者和医生都没有被告知。"南丁格尔计划"的初衷是希望使用人工智能来改善患者的护理工作，最终创建比现有分散式电子病历记录更加简便的病历信息系统。谷歌方面表示，此计划是符合《美国健康保险携带与责任法》（Health Insurance Portability and

---

[1] Google's 'Project Nightingale' Gathers Personal Health Data On Millions Of Americans[EB/OL].[2021-03-23].https://www.wsj.com/articles/google-s-secret-project-nightingale-gathers-personal-health-data-on-millions-of-americans-11573496790.

Accountability Act，HIPAA）法案所规定的"相关数据仅用于帮助承保实体履行其医疗保健职能"。但在缺乏相关监督和明确界定情况下，个人健康信息是否被用于其他目的，尚不得而知，是否会给个人带来隐私困扰、困扰程度也难以衡量。

（二）澳大利亚签证信息泄露事件

信息的可获得性也使得数据泄露的风险升高，一个简单的错误操作，就有可能导致不可挽回的后果。美国广播公司（ABC）调查发现，2015 年 8 月，317 名澳大利亚签证申请者的个人的健康信息由于 SHP（澳大利亚最大的健康保险公司 BUPA 的分包商 Sonic Health PLus）员工的不小心，被错误地发送到未知的个人电子邮箱，信息包括个人姓名、出生日期和护照号码，以及"有关正在进行的医疗检测状况的简要说明、摘要和评论"，等等。而且这还不是个例，在 2017 年，该公司的一名英国员工被发现其将客户数据发布在暗网上出售，估计有 2 万澳大利亚人的个人健康信息遭到泄露。[①]当个人信息越来越多地以各种方式被"共享"时，如何保障个人隐私不被泄露，是一个值得思考的问题。

二、相关概念

（一）个人信息

我国工业和信息化部 2013 年颁布的《信息安全技术公共及商用服务信息系统个人信息保护指南》,将"个人信息"界定为：可为信息系统处理、与特定自然人相关、能够单独或通过与其他信息结合识别该特定自然人的计算机数据。个人信息可以分为个人敏感信息和个人一般信息。个人敏感信息指一旦遭到泄露或修改，就会对相应的个人信息主体造成不良影响的个人信息。各行业个人敏感信息的具体内容根据接受服务的个人信息主体意愿和各自业务特点确定。个人敏感信息可以包括身份证号码、手机号码、种族、政治观点、宗教信仰、基因、指纹等。而除个人敏感信息

---

① 数百名签证申请者的个人隐私数据遭到泄露！惊动澳洲谷歌公司出面干预 [EB/OL].[2021-03-23]. https://www. sohu.com/a/337603979_672237.

以外的个人信息都为个人一般信息。[1]

我国 2016 年颁布的《中华人民共和国网络安全法》中，进一步完善了"个人信息"的概念定义，规定：个人信息是指以电子或者其他方式记录的能够（单独或者与其他信息结合）识别自然人个人身份的各种信息，包括但不限于自然人的姓名、出生日期、身份证件号码、个人生物识别信息、住址、电话号码等，且"任何个人和组织不得窃取或者以其他非法方式获取个人信息，不得非法出售或者非法向他人提供个人信息"。[2]

2020 年颁布的《中华人民共和国民法典》中，对于"个人信息"的界定进一步完善为：以电子或者其他方式记录的能够单独或者与其他信息结合识别特定自然人的各种信息，包括自然人的姓名、出生日期、身份证件号码、生物识别信息、住址、电话号码、电子邮箱、健康信息、行踪信息等。健康信息被明确列入个人信息的范畴内。[3]

（二）个人健康信息

个人健康信息属于个人信息的一个分支，具备个人信息的一般属性，但也因为属于健康领域，而具有特殊性。我国关于个人健康信息的界定可参考 2010 年卫生部印发的《病历书写基本规范》、2014 年出台的《人口健康信息管理办法（试行）》，以及 2016 年 6 月 24 日发布的《国务院办公厅关于促进和规范健康医疗大数据应用发展的指导意见》。但是以上的规定都没有形成一个完备的概念，并且随着互联网的发展，个人的健康信息已经不局限于医院内部。因此，开放医疗与健康联盟（Open Medical and Healthcare Alliance，OMAHA）在上述规定的基础上，将个人健康信息定义为：能够识别出个人身份的所有健康医疗相关信息，包括各级各类医疗卫生计生、服务机构产生的人口健康信息和可穿戴设备、智能健康电子产品、健康医疗移动应用、网络在线平台等产生的与个人健康医疗相关的信息[4]。

① 信息安全技术公共及商用服务信息系统个人信息保护指南 [EB/OL].[2021-03-23]. https://baike.baidu.com/item/%E4%BF%A1%E6%81%AF%E5%AE%89%E5%85%A8%E6%8A%80%E6%9C%AF%E5%85%AC%E5%85%B1%E5%8F%8A%E5%95%86%E7%94%A8%E6%9C%8D%E5%8A%A1%E4%BF%A1%E6%81%AF%E7%B3%BB%E7%BB%9F%E4%B8%AA%E4%BA%BA%E4%BF%A1%E6%81%AF%E4%BF%9D%E6%8A%A4%E6%8C%87%E5%8D%97/4150127 .
② 中华人民共和国网络安全法 [EB/OL].[2021-03-23].http://www.cac.gov.cn/2016-11/07/c_1119867116.htm.
③ 中华人民共和国民法典 [EB/OL].[2021-03-23].https://flk.npc.gov.cn/detail2.html?ZmY4MDgwODE3MjlkMWVmZTAxNzI5ZDUwYjVjJNTAwYmY%3D.
④ OMAHA 白皮书第三期：如何保护个人健康医疗信息？ [EB/OL].[2021-03-23].http://www.omaha.org.cn/index.php?g=&m=article&a=index&id=35&cid=11.

（三）个人隐私

《中华人民共和国民法典》中规定：自然人享有隐私权。任何组织或者个人不得以刺探、侵扰、泄露、公开等方式侵害他人的隐私权。隐私是自然人的私人生活安宁和不愿为他人知晓的私密空间、私密活动、私密信息。[①]隐私是一项权利。它与人类尊严和人类价值的理念相联系，人们感知到他们应当有权控制个人信息以及自己的照片和行为。这一权利的确切轮廓建立在社会判断之上，并且是因时而异的。在网络空间，信息隐私体现了隐私的实质性方面或者说至少是主要方面。健康信息背景下相关的隐私数据就是指秘密数据，是不想被别人知道的信息，其中包括联系方式、身份信息、家庭状况、身体健康及某些传染病患病信息等。

三、隐私与安全面临的挑战

"个人信息"和"个人健康信息"的本质都是识别性，即能通过个人的信息将信息主体识别出来。凡是与个人身份有关联的信息，都可以被看作个人信息。个人信息并不等于个人隐私。"隐私"的重点在于不愿为外人所知，具有"私密性"。凡是个人不愿意公开披露且不涉及公共利益的信息都可以成为个人隐私。在两者的关系上，个人信息可以向隐私转化，即当个人不愿意公开时，这部分个人信息便转变成了隐私。在范围界定上，个人信息权是明确的，但是隐私的范畴则会根据个人主观意志的改变而改变，这也给隐私的保护带来了一个很大的问题，即隐私保护的度应该如何把握。

一方面这种主观性为健康隐私的保护提出了新的挑战；另一方面，也对行业发展造成了阻碍。以谷歌为例，"南丁格尔计划"正是钻了隐私的空子，以并不对个人隐私造成伤害为理由搜集个人的健康数据。而"被遗忘权"的提出，又大大增加了使用者的负担，需要投入大量成本人工审核用户的删除请求。所以在讨论个人健康信息的保护时，需要均衡考虑数据开放与数据安全，实现安全基础上的开放共享。

---

① 中华人民共和国民法典 [EB/OL].[2021-03-23].https://flk.npc.gov.cn/detail2.html?ZmY4MDgwODE3MjlkMWVmZTAxNzI5ZDUwYjVjjNTAwYmY%3D.

健康信息主要的安全问题可以归为三类：一是数据披露，即数据控制者有意或无意向不可信的第三方透露或丢失数据；二是跟踪监视，指通过非法的手段跟踪收集个人的敏感信息，在电子病历系统中更多表现为在患者不知情的情况下收集个人隐私信息；三是歧视倾向，由于大数据处理技术的关联性和不透明性，数据在使用过程中可能会泄露个人隐私，从而导致个体受到社会的歧视。比如，艾滋病人的病历信息被不正当获取并公开，可能会形成对患者的歧视和排斥。

四、健康信息隐私的保护

（一）行业自律角度

为了保护个人健康信息的隐私不被泄露，除了国家层面出台各项政策、法规对数据拥有者的行为进行约束和规范外，相关行业组织也在积极发挥着作用，推动行业的健康持续发展。

美国关于个人数据保护的法律具有一定的灵活性，这对行业自律提出了更高的要求。除了一般意义上的健康数据相关机构，美国成立了监督和管理健康信息的电子交换过程的健康信息组织（Health Information Organization，HIO）。HIO 提供的服务包括：在各个法律实体的数据库中为个人匹配健康医疗信息；为 HIO 网络中的所有法律实体提供电子健康信息交换的基础条件；管理个人对于其健康信息的隐私保护偏好。通过对一定区域相关机构行为的监督，确保电子健康信息的准确性、完整性、公开透明性，提高信息的质量、安全性和有效性。

此外，为了增强操作的透明性，不少电子病历服务的提供商还推出了个人健康档案（Personal Health Records），向患者开放电子病历。在学术研究领域，也有严格的学术规范，要想对某一项数据进行分析，必须经过以下步骤：确定分析的研究目标；只能使用最小数据集；获得患者授权；与数据控制者签订商业伙伴合同，确保对数据的分析仅限于申请的研究目标，而不被非法使用。

学术界一直呼吁对个人信息的保护，并成立了相应组织。2015 年 5 月，基于国内个人健康数据碎片化的背景，行业内相关机构和个人发起了开放医疗与健康联盟（Open Medical and Healthcare Alliance，OMAHA），专注于通过行业联盟协作、开源开放的方式来实现健康信息技术的标准化，从而提高不同系统之间的互操作能力，提升行业规范化和整体效率。该组织专注于区块链、人工智能等新领域下的数据使用情况，并推出了 HiTA 服务平台，举办了智慧医疗与管理论坛、"数据治理，打造医疗新态势"城市沙龙等活动，在推进我国医疗行业的规范化方面不断努力。然而，目前国内的规范化程度还有待提升，一方面是医疗数据不规范，导致的数据共享不足，信息价值挖掘不够；另一方面是第三方不规范采集使用个人健康信息，在管理上安全系数较低，导致病历系统漏洞频出。

（二）技术保护角度

除需从行业自律层面对健康信息安全的约束外，还需从技术层面对数据安全进行优化的方法以保护用户个人信息安全。《促进健康医疗大数据规范化应用——开放数据的隐私安全保护》修订版从数据产生和使用的过程、角度，把健康医疗大数据的规范分为数据的存储、传输和访问三个方面，具体见图 10-1。此外，数据的收集阶段也应按照统一严格的标准进行以保护个人健康信息的隐私与安全。

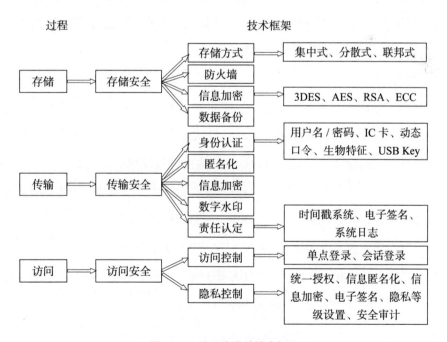

图 10-1　隐私安全的技术框架

1. 数据收集

在数据收集的过程中，应该严格按照统一的技术标准进行，以保证相关数据既能符合大数据的规范，也能够满足数据的信息安全保障。如收集人口健康信息时，按照《人口健康信息管理办法（试行）》的规定，应该遵守"一数一源，最少够用"原则；对人类遗传资源的使用，按照《中华人民共和国人类遗传资源管理条例》的规定，应该实行分级管理，统一审批制度。此外，健康类移动应用、可穿戴设备、健康医疗大数据分析的第三方行业研究机构等方面的数据收集，也应严格遵守《中华人民共和国网络安全法》的数据保护规定。

2. 数据存储

在医疗卫生行业中，数据容灾备份系统尚未普及。中国评测网安中心对 73 家医疗机构的信息系统进行的网络安全测评结果显示，60% 的医疗信息系统数据备份机制不健全，无异地备份机制、备份策略不合理等问题普遍存在[①]。由于这些因素的存在，数据的物理安全会受到影响。结合个人健康信息的特点，数据存储管理应该进行分级管理，数据存储方式应该存储在不同性能的存储设备，数据存储安全应该设置不同的安全级别。另外，利用加密算法和密钥对数据进行加密存储，从数据源层面达到保护敏感信息不被泄露的目的。

3. 数据传输

在数据传输的过程中，应该按照一定的技术标准、综合运用各种技术手段来保证数据的传输安全。为此，可以通过身份认证、匿名化、信息加密、数字水印、责任认定等方面的标准与措施，对数据的传输进行规范和安全保障。用户名 / 密码登录、动态口令、生物特征、USB Key 等技术的运用可以确保只有拥有相关权限的人员才能够传输数据；在传输的过程中，要对信息进行加密处理，以防止被拦截、读取和泄露；借助数字水印技术，则可以对传输信息的完整性进行认证。最后，可以运用时间戳系统、电子签名、系统日志等手段，对整个数据传输的过程进行记录，以便于在出现信息安全问题后的溯源和责任认定。

---

① 刘思思. 医疗行业网络安全白皮书（2020 年）[N]. 中国计算机报，2020-04-20(008).

4.数据访问

存储期间无论是读操作还是写操作，都要确保只有拥有相应权限的用户才能访问应用程序参数、个人私密数据和医疗记录、审核、安全日志和用户访问应用程序所需的凭据等数据。个人健康信息相对开放，才能真正发挥数据的价值；但是开放访问会带来一定的风险，一是在数据访问过程中的网络攻击导致信息泄露，二是由于健康医疗信息的敏感性，数据特性制约了脱敏、脱密效果，对医疗信息的隐私保护失效。随着区块链技术的广泛应用，"去中心化"的概念更多地出现在了公众视野，通过去中心化实现的对于用户隐私的保护是非常合理而且高效的设想。从访问控制的角度出发，利用区块链的分布式架构以及其公开验证和不可篡改的特性使得数据隐私保护的技术有了新的机遇。

第二节 健康信息学中的伦理考量

一、引言

（一）图斯克杰实验

图斯克杰实验（Tuskegee Study），也被称为塔斯克基实验，是美国乃至世界医疗史上最黑暗的实验之一。实验发生在美国阿拉巴马州的图斯克杰地区，是联邦政府支持下的一个医疗项目，实验对象为患有梅毒的贫穷黑人男性。最初的实验设想是对这些对象进行6~8个月的实验观察并记录健康情况，并在之后进行治疗，以寻找更好的治疗方法。为了让黑人群体主动参与这项实验，研究者对黑人男性进行免费体检，并为他们提供免费的接送、偶尔的免费餐食和酬金。然而对参加实验的黑人的治疗迟迟没有到来，但对他们病情的观察和记录一直没有停止。从1932年实验开始到1972年的40年，实验记录了600个实验对象的数据，其中梅毒确证患者399人。这些人从未被告知自己患有梅毒，而是被欺告知患有坏血病。在青霉素被发现可以用来治疗梅毒并成为标准治疗手段之后，这些参与者们仍在进行无效而痛苦的医学干预。由于参与者对实验协议和内容不了解，甚至一部分参与者因发病离世后的尸体都被用于实验。直到 1972 年记者吉恩·海勒（Jean Heller）将实验曝光并登上《华盛顿邮报》和《纽约时报》，引起巨大的社会反响的 4 个月之后才被动中止。[①]

（二）基因编辑婴儿事件

2018 年 11 月 26 日，南方科技大学研究团队宣布一对名为露露和娜娜的基因编辑婴儿在中国健康诞生，由于 CCR5 基因经过修改，她们能够天然抵抗艾滋病病毒。消息发布后，激起了中国社会和世界的舆论的关注。广东省卫生健康委员会第一时间表示会依规定对此事进行调查处理。最终，由于通过他人伪造伦理审查书，利用安全性、有效性都不明确的技术，以及实施国家明令禁止的以生殖为目的的人类胚胎基因编辑活动，该研究团队因共同非法实施以生殖为目的的人类胚胎基因编辑和生殖医疗活动，构成非法行医罪，分别被依法追究刑事责任并处罚金[②]。

二、相关概念

（一）伦理

伦理一词最早出现在《乐记》："乐者，通伦理者也"，认为乐有着"合和父子君臣，附亲万民"的作用，能够使礼所确定的上下左右、尊卑贵贱的社会等级秩序得以维系和巩固，因此伦理应当是一种对社会建制以及人与人关系的描述。《韦氏大辞典》当中对伦理的定义是：一门探讨什么是好和什么是坏，以及讨论道德责任与义务的学科。因此，伦理讨论的核心是责任与义务。与伦理不同的是，法律是不可触碰的底线，而伦理更多的是最应该符合的上限。

---

① U.S. Public Health Service Syphilis Study at Tuskegee.[EB/OL].[2021-03-20].https://www.cdc.gov/tuskegee/index.html.
② 四问"基因编辑婴儿"案件 [EB/OL].[2021-03-20].http://epaper.ynet.com/html/2019-12/31/content_345926.htm?div=-1.

（二）医学伦理

而医学伦理学是运用一般伦理学原则解决医疗卫生实践和医学发展过程中的医学道德问题和医学道德现象，它强调使用伦理学的方法原则来研究医学领域内部的道德问题和道德现象，目前的研究中主要分为道义论和后果论[①]。科研伦理是指科研人员与合作者、受试者和生态环境之间的伦理规范和行为准则[②]。

（三）信息伦理

信息伦理是指涉及信息开发、信息传播、信息的管理和利用等方面的伦理要求、伦理准则、伦理规约，以及在此基础上形成的新型的伦理关系。[③]信息伦理又称信息道德，它是调整人们之间以及个人和社会之间信息关系的行为规范的总和。

（四）健康信息伦理

2015年，在世界卫生组织生命伦理合作中心发布的全球健康伦理关键问题的文件中指出：健康伦理是跨领域和学科的研究，用于指导健康研究、认知健康研究和健康政策中决策和行动的价值观念，并在这些价值产生冲突时提供指导。与医学伦理学和生命伦理学相比，健康信息伦理学关注的对象和内容更为广泛，包括健康医疗专家、健康政策制定者、健康信息研究人员面临的伦理问题，还涉及与健康相关的如临床护理、健康服务和制度、公共健康、流行病学、信息技术和研究等背景下的病人家属以及社会所面临的伦理问题。[④]

健康信息伦理在理论上还缺乏一个广为接受的明确的界定。健康信息伦理从实际的操作角度更多的是作为医疗执业，以及健康领域的从业者在职业操守上需要遵守的一种规范。健康信息学作为一门研究健康信息管理技术，以支持医疗健康实践和医疗健康研究的学科，它的伦理规范是建立在健康信息管理技术上的，健康信息伦理可从不同视角来分析。

---

① 孙慕义，张金钟，边林，等.医学伦理学[M].北京：高等教育出版社，2008.
② 科学道德与学风建设宣传参考大纲（试用本）[EB/OL].[2021-03-04].http://www.acad.fudan.edu.cn/_upl oad/article/4d/6f/0616ba2445599a0f7ea1ed2e8104/25c14974-3ce6-4144-8a64-1bd64fe4affa.pdf.
③ 李良玉，郑保章.多元主义视角下的当代信息伦理研究[J].科学教育与博物馆，2017，3(04):292-299.
④ 健康伦理学为疫情防控提供智慧[EB/OL].[2021-04-04]. http://health.people.com.cn/n1/2020/0204/c147 39-31571028.html.

1. 健康公平视角

伦理的一个很重要的内容就是公平，为了维护社会秩序存在的社会公平。对于所有参与到社会生活中的公民来说，他们本应当平等地获取到同样的各种资源，但资源分配是不均衡的，因此从健康公平的视角进行理解，可以认为伦理需要解决的是另一种形式的数字鸿沟——在健康信息资源富有者和健康信息资源匮乏者之间的平衡。这种不公平的成因可能是多种多样的，例如，信息素养本身的强弱、健康知识水平的高低、经济地位的高低等。这些造成健康信息不公平的原因是健康伦理研究的方向之一，同时值得讨论的是，健康信息的不公平的重要程度及其解决方案。例如，不同地区之间的差异或者是同一地区不同群体之间的差异哪个更迫在眉睫？解决地区间不同资源配置的方法是通过财政购置设备还是组织群众学习？在新冠肺炎疫情肆虐全球的情况下，如何保证公民对于健康信息的公平获取，提供怎样的健康信息帮助他们避免感染或了解感染后的合理举措，对患病人群公布怎样的信息以保证患者的权利，同时使其收到合理的健康信息帮助……诸如此类的问题都是从健康公平角度需要研究的内容。因此，从健康公平的视角理解健康信息伦理，是为了实现健康信息资源的合理分配，达到健康公平的社会规则。

2. 健康责任视角

健康责任是健康领域的从业者应当承担的道德义务，是健康信息伦理研究的重要问题。传统背景下健康责任的主体和客体都相对明确，对于医疗过程中出现误诊、操作失误或者医疗事故等问题都有相对应的伦理和法律应对机制，而在远程医疗中，对于健康责任的问责就很容易出现多重客体的情况，例如在远程视频图像的传输中，不清晰的图像导致医生做出来的判断与实际不符，从而造成误诊，责任主体（包括数据传输商、硬件制造商、软件制造商、医生）很难判定。虽然健康信息的发展使得人们获取健康信息的效率更高、速度更快，但实际上人们的获取信息的过程是由简变繁了，由开始的医生（健康信息传播者）患者（健康信息接受者）两个人的信息传递，增加了软件设备、硬件设备、移动通信商等中间环节。情况变得更复杂的传播过程意味着更多的不确定性，患者承担的风险也就变得更大，问责机制也就更加困难。因此健康信息伦理不只要明确问责的主体，更应该建立合理的问责机制。

从健康责任的角度出发，健康信息伦理的目的是明确健康信息问责机制和内容。

3. 知情同意视角

知情同意选择权作为健康信息伦理最重要的议题之一，一直都是领域内讨论的焦点。从图斯克杰实验的例子就可以清晰地了解到，如果受试者失去了知情同意选择权利的重要性。伦理最核心要素就是对人权的讨论，生命权和健康权是人权最为核心的权利，如何确保受试者能充分地了解医学实验的目的和方式，在保证自身权力的同时又不会影响实验的结果，是当今健康信息伦理的课题。在如今已经存在的许多法案和条例中，最为被强调的一点是不论是正面的还是负面的结果，需要受试者和患者对自身参与的健康相关主题的活动有了充分的认识后，再决定参与与否。对于知情同意选择的具体规程和操作规范已经有了很多详尽的范本，但作为登上历史舞台许多年的健康信息伦理议题，还是需要不断扩展它的内涵。因此，在知情同意选择的视角下，健康信息伦理是对参与一切健康实验者知情同意选择权最大化的过程。

4. 隐私保护视角

隐私在不同时代背景下有着不同的含义。在传统医疗背景下，医疗从业者如果不泄露患者的信息，医学实验者不泄露被试者的信息，即是保护个人隐私不受侵犯。但由于互联网的出现，许多医疗记录和个人信息都交由第三方来进行管理和保护，在相关专业人员需要使用时再进行获取，这就加大了用户隐私泄露的可能。同时由于个人的访问数据、个人使用网络路径信息等通过大数据技术也可能使用户信息遭到泄露，带来无法估计的损失。伦理需要界定哪些是需要严格保护的隐私数据，这些数据应当以什么样的保护措施进行处理，对于侵犯个人隐私的情况该如何通过其他手段来进行干预和惩罚。因此隐私保护视角下，健康信息伦理的主要目的就是维护用户的隐私不受侵犯。

三、健康信息伦理相关规范

（一）纽伦堡准则

第二次世界大战期间，德国纳粹对集中营的犹太人、吉普赛人等群体进行了大量的人体试验。这些试验并未征求受试者的同意，所有的试验都是强制性的，受试者无力反抗。按照学者的划分，纳粹医生的试验可分为军事医学研究、随意性的特别试验和种族性的生理试验三种，在试验的过程中，受试者大都经历了极度的折磨和痛苦。战后，23名纳粹医生因被指控犯有战争罪、集团犯罪和反人类罪，在纽伦堡国际军事法庭接受审判。在此次审判的过程中，人体试验要捍卫人类的尊严、医学试验需征求受试者的同意等原则明确成为医学伦理的最基本要求。

《纽伦堡准则》的基本原则是：知情同意和免予强制，合理设计的科学试验，有利于试验参与者。关于人体试验的合法性以及科学研究的伦理性，最后形成了十个要点，这就是《纽伦堡准则》（Nuremberg Code）的主要内容，这十个要点分别是：

第一，人体试验的受体必须要出于自愿、完全告知和知情同意。

第二，试验的目的应该是积极且有利于社会的，用其他方式不能得到试验的结果。

第三，试验应该有动物试验的结果等先前知识作为前提，以证明人体试验的合理正当性。

第四，应该避免对试验受体身体和心理不必要的创伤和损害。

第五，一旦有理由相信存在任何潜在死亡或者残疾的风险，试验不得继续进行。

第六，试验的风险应该与可预期的人类受益比例相称，试验的代价不得超过人类受益的所得。

第七，应提供充分的准备和有效的设备，以充分保护受体，使他们避免试验的风险。

第八，实施或参与试验的人员必须受过完整的训练、具备科学的资格。

第九，一旦感到身体或心理难以继续，受体有权立即停止试验。

第十，同样地，医疗人员一旦发现继续试验会带来危险，试验就必须停止。[①]

（二）赫尔辛基宣言

《纽伦堡准则》是科学研究中医疗伦理的起点，严格要求人体试验必须征得参与者的知情同意。世界医学会于1964年第18届世界医学协会联合大会通过的《赫

---

① 徐爱国. 纽伦堡审判与人体试验伦理规则 [N]. 人民法院报，2019-07-19(006).

尔辛基宣言》（Declaration of Helsinki），则是《纽伦堡准则》的延续。《赫尔辛基宣言》全称《世界医学协会赫尔辛基宣言》，该宣言制定了涉及人体对象医学研究的道德原则，是一份包括以人作为受试对象的生物医学研究的伦理原则和限制条件，也是关于人体试验的第二个国际文件，比《纽伦堡法典》更加全面、具体和完善。从 1964 年到 2013 年，《赫尔辛基宣言》共修订了 9 次。

《赫尔辛基宣言》从一般原则，风险、负担和获益，弱势的群体和个人，科学要求和研究方案，研究伦理委员会，隐私和保密，知情同意，安慰剂使用，试验后规定，研究的注册、出版和结果发布，临床实践中未经证明的干预措施等若干角度对涉及人类受试者的医学研究，包括对可确定的人体材料和数据的研究，需要遵循的伦理原则进行了详细的说明。宣言规定，参与医学研究的医生有责任保护受试者的生命、健康、尊严、公正、自主决定权、隐私和个人信息。保护受试者的责任必须由医生或其他健康医疗专业人员承担，不可由受试者本人承担，即使他们给予同意的承诺。

《赫尔辛基宣言》与《纽伦堡准则》不同之处在于，其在一定程度上降低了对受试者知情同意的严格要求。宣言中规定，如果潜在受试者不具备知情同意的能力，医生可以从其法定代理人处征得知情同意，但这类受试者决不能被纳入对他们没有获益可能的研究之中，除非研究的目的是为了促进这一人群的健康。[①]

（三）基福弗—哈里斯修正案

第二次世界大战后，美国经济进入了新一轮的高速增长期。艾森豪威尔执政期间，部分大型医药制造公司结成的垄断商业联盟主宰了市场，打击和压制其他小公司，他们片面地夸大药效，还隐瞒药品的副作用，这不仅极大地危害了人民的生命安全，还使他们不得不付出高昂的花费以维持自身健康。1957 年，德国一家公司推出了一种能有效缓解早孕反应的"反应停"药物，随后的几年中在 40 多个国家得到了批准。但由于该种药物会影响胎儿发育，到 1961 年，世界各地出现了成千上万患有先天缺陷的"海豚儿"。而当时对于药品上市监管的《1938 年联邦纯净食品、药物和化

---

① 赫尔辛基宣言 2013 版 中文 [EB/OL].[2021-03-20].https://www.bjyah.com/Html/News/Articles/33451.html.

妆品法案》已经严重过时、不堪使用，这使得联邦政府无法放手行使其引导、促进和监督工商业发展的职权，对上述公司的不当行为束手无策、只能听之任之。

在这样的背景下，美国政府通过了《1962年联邦食品，药品和化妆品法案修正案》〔The 1962 Amendments to the Federal Food, Drug and Cosmetic（FD&C）Act.）〕，即《基福弗—哈里斯修正案》（Kefauver-Harris Amendments）。在此前的法案中，如果FDA未在60天内阻止新药的销售，则制造商即可开始出售，FDA无权执行良好的审查流程。该法案要求，制造商必须提供足够的证据来证明所申请上市的药物安全有效，而"有效性"的证据必须是基于充分而且设计良好的研究，获批之后才能上市；此外，药物的包装上被要求必须注明副作用。该法案规定，制造商在药物投放市场之前需证明药品的有效性，并报告任何严重的副作用；有效性证据应基于合格专家进行的充分且受控良好的临床研究，且需要征得研究对象的知情同意；FDA有180天的时间来批准新药申请，只有在获批之后新药才可在美销售；法案还要求FDA对1938年至1962年批准的用于安全性而非有效性的药物的有效性进行回顾性评估；允许FDA为行业制定良好的生产规范，并对生产设施进行定期检查；处方药广告中必须包含有关副作用的准确信息；政府应控制仿制药的销售，以防止仿制药以昂贵的新商标名出售。[①]

（四）国际医学信息学协会

国际医学信息学协会（The International Medical Informatics Association，IMIA）对于伦理方面有着原则和道德行为准则两种规定，原则包括基础伦理原则，即独立、平等、公正、有益、非恶意、认清不可能、正直；以及一般信息伦理原则，即信息隐私、开放态度、安全性、可及性、合法利用、最少介入、问责制。国际医学信息学协会的伦理规范多从职责角度阐明应当如何遵守伦理的规范：

以学科为中心的职责：主要关注电子记录，旨在保护学科相关的电子记录避免被滥用。

其他健康医疗职业的职责：主要关注对健康医疗相关的信息支持，维持标准

---

① Kefauver-Harris Amendments Revolutionized Drug Development.[EB/OL].[2021-03-20].https://www.fda.gov/consumers/consumer-updates/kefauver-harris-amendments-revolutionized-drug-development.

的数据存储和知识产权。

机构和员工的职责：包含正直和忠诚，需要保护机构的数据安全，评估系统的安全性，预警并提醒机构的相关安全问题，并在工作中遵守自身的职责范围。

社会的职责：包含对适当数据的合理的收集、存储以及自我保护，使公众知情并且不参与违反人权的活动。

自我的职责：包含认识自身的局限性、能力以及避免与他人的冲突。

出于专业性的职责：避免专业受到不公正，协助维持行业标准。[①]

（五）美国医学信息协会

美国医学信息协会（American Medical Informatics Association，AMIA）在 2018 年 10 月发布的协会成员行为伦理和职业原则（Principle of Professional and Ethical Conduct for AMIA Members）中总共列举了五大项从不同的主体出发的伦理规范，其主要内容有：

关于患者、监护人及其授权代表的道德准则：确认患者及其亲人和护理人员有权了解包含个人健康信息的电子记录的存在和使用，并有权使用各种平台创建和维护自己的个人健康记录管理个人健康信息；倡导以适当安全可靠的方式传输、获取、记录、存储、维护、分析和传达受保护的健康、个人和生物医学信息；禁止有意违反法律或当地公认的保密惯例，禁止有意披露个人健康信息、个人识别信息或生物医学、健康数据。

有关同行业的道德准则：努力以适当、及时、尊重和认真的方式支持和促进同事或团队成员的工作，以支持他们在医疗保健和研究教育中的作用；支持并鼓励患者积极参与健康数据的收集和管理；就可能对患者安全、隐私、数据安全或结果产生负面影响或可能阻碍同事能力的实际或潜在信息或系统问题，向同事和其他人员提供适当的建议。

有关机构、雇主、商业伙伴和客户的道德准则：了解他们对现任和前任雇主的义务和职责，并在道德和法律规范的范围内尽其最大能力履行职责；了解并理解雇主具有的法律和道德权利和义务，包括与知识产权有关的权利和义务；当雇主的

---

① IMIA Code of Ethics.[EB/OL].[2021-03-20].https://imia-medinfo.org/wp/imia-code-of-ethics.

行为、政策或程序违反了与患者订立的道德或法律义务、合同或其他协议时，通知雇主并按照道德法律授权和患者权利行事。

有关社会和研究的道德准则：遵循《赫尔辛基宣言》；注意并尊重其工作对社会或公共健康的影响，确保对个人最大的利益与对每个患者的道德义务相平衡；在发表研究结果时，避免任何剽窃或其他对事实的歪曲陈述；传播新知识并允许其他人利用新发现来改善对患者的护理；通过知情同意和适当的披露程序来促进知识和生物医学的进步；了解并遵守在其专业环境中定义伦理研究的政府法规和地方政策。

一般职业和道德准则：保持信息学专业人员的能力；鼓励采用有足够证据支持的信息学方法来改善健康和医疗；鼓励和支持为改善此类证据的数量和质量所做的努力。[①]

（六）美国健康信息管理协会

美国健康信息管理协会（American Health Information Management Association，AHIMA）有着明确的对于健康信息伦理的规定，其在 1998 年修订的道德规范（AHIMA Code of Ethics）中规定了 9 条最为经典的作为所有协会成员、协会相关资历持有者和相关职业的人应当遵守的伦理规范。2011 年，在之前 9 条规定之上进一步发展，提出了新的行业伦理道德规范，内容包括：

1）在信息的使用和披露中，提倡、维护和捍卫消费者的隐私权和保密原则；

2）将服务和人员的健康与福利置于个人利益之上，并在该行业的实践中表现自己，以便为自己、同龄人和健康信息管理行业带来荣誉；

3）保存和保护任何形式或媒介的个人健康信息，并高度重视以官方身份获得的健康信息和其他保密信息，同时考虑到适用的法规和条例；

4）拒绝参与或隐瞒不道德的做法或程序，并举报此类行为；

5）以既定的方式使用技术、数据和信息资源；

6）提倡在整个医疗健康生态系统中适当地使用信息资源；

7）招募和指导学生、同龄人和同事，以发展和加强专业人才队伍；

---

① Carolyn P, Berner E S, Embi P J, et al. AMIA's code of professional and ethical conduct 2018[J]. Journal of the American Medical Informatics Association, 2018(11):11.

8）以积极的方式向公众展示本专业；

9）通过继续教育、研究、出版物和演讲，增进健康信息管理的知识和实践；

10）履行健康信息管理协会的光荣职责，无论是任命的或选举的，并保持任何官方身份所公布的特权信息的机密性；

11）真实准确地陈述一个人的资历、专业教育和经验，

12）在支持道德健康信息原则的情况下促进跨学科合作；

13）尊重每个人固有的尊严和价值。①

不论是2011年，还是1998年的道德规范，它们都只是作为一种社会契约精神的体现，任何违反规范的行为也不意味着一定违法，而是通过这种声明来对此领域内的现象做出伦理的建构，这种区别于法律底线的伦理建构，才是伦理建设的核心内容。

四、数字时代健康信息伦理的机遇与挑战

数字时代背景下，患者的医疗记录、用户的隐私数据都被数据化，以各种形式呈现并记录在不同的数据库中，专业人员和机构对这些数据拥有有限度的访问权。在这种情况下，患者、用户以及专业人员和机构之间构成的关系成为在这个数字时代背景下，健康信息伦理最大的挑战。在这些关系当中最为核心的议题是知情同意、个人隐私和数据安全。用户和患者的诉求是个人信息的私密性、个人隐私的完整以及自身知情同意权等权利受保护的同时，获得高质量的健康信息。专业人员和机构的诉求是利用可以利用的一切信息为用户提供更高效和适合的健康信息服务，同时保证用户权利的践行和用户隐私数据的安全。因此，为满足这两个层面的要求，如何在数字时代建立新的健康信息伦理秩序就显得格外重要。

对于健康信息伦理而言，往往是三分靠技术，七分靠管理。技术只是一个基础，如何从政府、行业和个人方面有效管理，形成健全的管理体系，才是保障健康信息伦理的关键。

---

① AHIMA Code of Ethics.[EB/OL].[2021-03-20].https://bok.ahima.org/doc?oid=105098#.YFbIEZOzZPY.

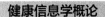

（一）宏观：国家法律的建设

从法律框架来说，对健康信息伦理主要从四个方面进行界定和规范：一是约束主体，包括政府机关、医疗机构、相关企业等；二是受保护信息，即法律条款内定义的受保护健康信息范围；三是信息主体的权利，大多可以纳入个人隐私权与伦理层面的范畴；四是受约束主体的义务，指法律约束主体所应履行的义务，如大数据存储和使用层面伦理的要求。

不论是《纽伦堡准则》还是《赫尔辛基宣言》，在如今多元化的健康信息呈现和获取的渠道上，都已经不能完全适应当前的发展环境，即便在当时的时代背景下，《纽伦堡准则》也没有获得法律同等约束力的地位。国家应该从宏观层面完善法律建设，并完善监督监管的机制，使相应的问责与处罚具有较强的操作性。

（二）中观：行业的自律

行业协会作为国家和个人的中间层，是法律限制的主要主体，也是个人数据的控制者，在健康信息的伦理保护上发挥着重要作用。行业组织应该立足实践发展，通过各类自律协议、培训教育提高工作人员的职业道德素养，建立一支素质高、业务强的医务人员队伍，使遵守健康信息伦理的观念成为自觉的行动。同时，还应积极引导从业者以个人素养、职业素养和个人专业水平发展为目标，提高从业人员对自身的要求。

（三）微观：个人的自觉

作为从业者，要自觉接受健康信息伦理教育，明确伦理的作用和价值，更加明确对患者和用户的责任，以维护提高患者和用户的个人健康水平为核心目标，做出所有与此目标相符合的决策。在患者就诊过程中的诊断治疗、随访等一系列活动中产生的数据都必须注意伦理和隐私保护；要增强伦理意识，学习相关法律法规，提高医德医风修养，严格遵守职业规范，审慎律己，严格把握每一个工作环节，不断积累经验，探索更好的管理方法，为更好地满足居民的健康需求和社会的和谐进步而努力。

第十一章　健康信息政策与法规

健康信息技术的发展与应用，在给个人带来健康医疗上的便捷、精准服务的同时，也面临一系列的挑战。健康信息的使用如何缺乏管理，会导致信息泄露，甚至带来违背伦理道德的严重后果。也可能会因为相关主体动力不足等原因，出现发展滞缓的现象。要实现健康信息领域的有序、稳定发展，离不开政府层面在政策方面的的引导与约束。随着科学技术和医疗健康领域的不断发展，各国政府也在不断完善相关政策和法规，逐步建立起健康信息政策与法律法规体系。

第一节　国内健康信息政策与法规

在公民个人健康信息保护方面，我国不仅在宏观政策方面做出了明确的规划和部署，在法律法规体系建设、健康医疗领域相关立法方面，也取得了很大的进展，当前已经形成宏观政策、一般性法律法规、专门性法律法规和个人健康信息保护条款的框架体系，如图 11-1 所示。2021 年 1 月 1 日开始实施的《中华人民共和国民法典》，将个人信息保护纳入权利保护框架，将我国的个人信息保护的立法制度建设提高到了一个新的层次。

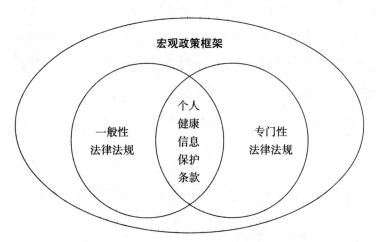

图 11-1　健康信息政策与法规框架

一、宏观政策建设

2016 年 10 月，中共中央、国务院印发《"健康中国 2030"规划纲要》。此后，《国务院关于实施健康中国行动的意见》《健康中国行动组织实施和考核方案》相继出台，健康中国建设进入了全面实施阶段。在《"健康中国 2030"规划纲要》中，"建设健康信息化服务体系"作为单独一章，从完善人口健康信息服务体系建设、推进健康医疗大数据应用、加强健康法治建设、加强国际交流合作四个方面对健康信息化的建设做出了统筹安排与部署。①

中共中央办公厅、国务院办公厅印发的《国家信息化发展战略纲要》明确提出，要培育信息经济，促进转型发展，加快建设数字中国；要"推进智慧健康医疗服务。完善人口健康信息服务体系，推进全国电子健康档案和电子病历数据整合共享，实施健康医疗信息惠民行动，促进和规范健康医疗大数据应用发展"。②《"十三五"国家信息化规划》中，将"数字中国建设取得显著成效"作为我国信息化发展的总目标，同时还指出，要"全面推进人口健康信息服务体系。全面建成统一权威、互联互通的人口健康信息平台，强化公共卫生、计划生育、医疗服务、医疗保障、药品供应、综合管理等应用信息系统数据集成、集成共享和业务协同，基本实现城乡居民拥有规范化的电子健康档案和功能完备的健康卡。"③在 2021 年 3 月公布的《中华人民共和国国民经济和社会发展第十四个五年规划和 2035 年远景目标纲要》中，"加快数字化发展 建设数字中国"作为单独一个篇章进行了论述，其中指出，要推动医疗、养老助残等重点领域数字化服务普惠应用，推进医院、养老院等公共服务机构资源的数字化，要重点打造"智慧医疗"数字化应用场景，完善电子健康档案和病历、电子处方等数据库，加快医疗卫生机构数据共享。推广远程医疗，推进医学影像辅助判读、临床辅助诊断等应用。运用大数据提升对医疗结构和医疗行为的监管能力。④

---

① 中共中央 国务院印发《"健康中国 2030"规划纲要》[EB/OL].[2021-03-23].http://www.gov.cn/xinwen/2016-10/25/content_5124174.htm.

② 中共中央办公厅 国务院办公厅印发《国家信息化发展战略纲要》[EB/OL].[2021-03-23].http://www.gov.cn/xinwen/2016-07/27/content_5095336.htm.

③ 国务院关于印发"十三五"国家信息化规划的通知 [EB/OL].[2021-03-23].http://www.gov.cn/zhengce/cont ent/2016-12/27/content_5153411.htm.

④ 中华人民共和国国民经济和社会发展第十四个五年规划和 2035 年远景目标纲要 [EB/OL].[2021-03-23].http://www.gov.cn/xinwen/2021-03/13/content_5592681.htm.

二、一般性法律法规建设

目前，国内并没有专门保护公民个人健康信息的法律法规。早在 2003 年，国务院信息化工作办公室即着手开展个人信息保护法立法研究工作，但一直到 2020 年末，该法仍处于公开征求意见的阶段，具体审议通过、颁布实施的时间还不确定。关于个人信息的保护规定散见于法律法规、部门规章、司法解释中。

（一）法律法规

《中华人民共和国宪法》第四十条规定，中华人民共和国公民的通信自由和通信秘密受法律的保护，除因国家安全或者追查刑事犯罪的需要，由公安机关或者检察机关依照法律规定的程序对通信进行检查外，任何组织或者个人不得以任何理由侵犯公民的通信自由和通信秘密。[①]

《中华人民共和国网络安全法》第二十二条、第三十七条和第四章"网络信息安全"中，对网络运营者在用户信息收集、信息安全和信息保护等方面做了较为详尽的规定。如：网络运营者不得收集与其提供的服务无关的个人信息；不得泄露、篡改、毁损其收集的个人信息；未经被收集者同意，不得向他人提供个人信息；任何个人和组织不得窃取或者以其他非法方式获取个人信息，不得非法出售或者非法向他人提供个人信息。[②]

《中华人民共和国刑法》中，在《刑法修正案（七）》增加了国家机关或者金融、电信、交通、教育、医疗等单位的工作人员出售、非法提供公民个人信息罪和非法获取公民个人信息罪[③]；《刑法修正案（九）》则进一步拓宽了该罪的适用范围，取消了适用对象工作和职业领域的限制。[④]

《中华人民共和国消费者权益保护法》中规定消费者在购买、使用商品和接受服务时，享有个人信息依法得到保护的权利；经营者收集、使用消费者个人信息，

① 中华人民共和国宪法（2018 年修正文本）[EB/OL].[2021-03-23].https://flk.npc.gov.cn/xf/html/xf2.html.

② 中华人民共和国网络安全法 [EB/OL].[2021-03-23].https://flk.npc.gov.cn/detail2.html?MmM5MD1mZGQ2Nz hiZjE3OTAxNjc4YmY4Mjc2ZZjA5M2Q%3D.

③ 中华人民共和国刑法修正案（七）[EB/OL].[2021-03-23].https://flk.npc.gov.cn/detail2.html?MmM5MD1m ZGQ2NzhiZjE3OTAxNjc4YmY2OGIONjA0OTTc%3D.

④ 中华人民共和国刑法修正案（九）[EB/OL].[2021-03-23].https://flk.npc.gov.cn/detail2.html?MmM5MD 1m ZGQ2NzhiZjE3OTAxNjc4YmY2OTBiYjA0YWI%3D.

应遵循合法、正当、必要的原则，明示收集、使用信息的目的、方式和范围，并经消费者同意；对收集的消费者个人信息必须严格保密，不得泄露、出售或者非法向他人提供；经营者应当采取技术措施和其他必要措施，确保信息安全，防止消费者个人信息泄露、丢失，在发生或者可能发生信息泄露、丢失的情况时，应当立即采取补救措施。[①]

《中华人民共和国刑事诉讼法》则规定在证据的收集和使用、技术侦查的过程中，应该对涉及个人隐私的数据保密；对于涉及个人隐私的案件，应采用不公开审理的方式。[②]

2020 年 5 月，第十三届全国人民代表大会第三次会议审议通过的《中华人民共和国民法典》中，将人格权单独成编，对个人信息受法律保护的权利内容及其行使等内容做出了原则规定。[③]

此外，《基本医疗卫生与健康促进法（草案）》中也有相关的法律条款。

（二）全国人大及国务院规范性文件的相关决定

《全国人民代表大会常务委员会关于维护互联网安全的决定》第四条规定：非法截获、篡改、删除他人电子邮件或者其他数据资料，侵犯公民通信自由和通信秘密的，可构成犯罪。[④]《全国人民代表大会常务委员会关于加强网络信息保护的决定》中，明确规定国家保护能够识别公民个人身份和涉及公民个人隐私的电子信息，并遵从国际惯例规定了多项个人信息保护和利用的基本原则。[⑤]《国务院关于促进市场公平竞争维护市场正常秩序的若干意见》在"积极促进信用信息的社会运用"部分中，要求在保护涉及公共安全、商业秘密和个人隐私等信息的基础上，依法公开

---

① 中华人民共和国消费者权益保护法 [EB/OL].[2021-03-23].https://flk.npc.gov.cn/detail2.html?MmM5MD1m ZGQ2NzhiZjE3OTAxNjc4YmY3NjcwNjA2ZWY%3D.

② 中华人民共和国刑事诉讼法 [EB/OL].[2021-03-23].https://flk.npc.gov.cn/detail2.html?ZmY4MDgwODE2Zj EzNWYONjAxNmYxZDFiODFiMDEzNTE%3D.

③ 中华人民共和国民法典 [EB/OL].[2021-03-23].https://flk.npc.gov.cn/detail2.html?ZmY4MDgwODE3MjlkMWV mZTAxNzI5ZDUwYjVjNTAwYmY%3D.

④ 全国人民代表大会常务委员会关于维护互联网安全的决定 [EB/OL].[2021-03-23].http://www.npc.gov.cn/ wxzl/gongbao/2001-03/05/content_5131101.htm.

⑤ 全国人民代表大会常务委员会关于加强网络信息保护的决定 [EB/OL].[2021-03-23].http://www.npc.gov. cn/wxzl/gongbao/2013-04/16/content_1811077.htm.

在行政管理中掌握的信用信息；依法规范信用服务市场，推动建立个人信息和隐私保护的法律制度，加强对信用服务机构和人员的监督管理。①

（三）相关部委的规章及规范性文件

2000年11月6日，信息产业部②颁布的《互联网电子公告服务管理规定》规定，除法律另有规定，电子公告服务提供者应当对上网用户的个人信息保密，未经上网用户同意不得向他人泄露；违法者由省、自治区、直辖市电信管理机构责令改正；给上网用户造成损害或者损失的，依法承担法律责任。③2012年3月15日开始实施的《规范互联网信息服务市场秩序若干规定》第十一条和第十二条中规定，收集个人信息需经用户同意，不得将用户个人信息提供给他人；应当明确告知用户收集和处理用户个人信息的方式、内容和用途不得收集其提供服务所必需以外的信息，不得将用户个人信息用于其提供服务之外的目的。④2013年3月1日开始实施的《信息安全技术公共及商用服务信息系统个人信息保护指南》中，定义了个人信息保护中涉及的术语，明确了个人信息管理者在使用信息系统对个人信息进行处理中的八项原则：目的明确、最少够用、公开告知、个人同意、质量保证、安全保障、诚信履行和责任明确；并进一步细化了收集、加工、转移、删除四个主要环节的信息保护规范。⑤2013年9月1日起施行的《电信和互联网用户个人信息保护规定》中定义了用户个人信息，对信息收集和使用规范、安全保障措施做出了详细的规定：未经用户同意，电信业务经营者、互联网信息服务提供者不得收集、使用用户个人信息；对在提供服务过程中收集、使用的用户个人信息应当严格保密，不得泄露、篡改或者毁损，不得出售或者非法向他人提供；电信业务经营者、互联网信息服务提供者保管的用户个人信息发生或者可能发生泄露、毁损、丢失的，应当立即采取

① 国务院关于促进市场公平竞争维护市场正常秩序的若干意见 [EB/OL].[2021-03-23].http://www.gov.cn/zhen gce/content/2014-07/08/content_8926.htm.

② 现为工业和信息化部。

③ 互联网电子公告服务管理规定 [EB/OL].[2021-03-23].http://www.gov.cn/gongbao/content/2001/content_61064.htm.

④ 规范互联网信息服务市场秩序若干规定 [EB/OL].[2021-03-23].http://www.gov.cn/gongbao/content/2012/con tent_2161726.htm.

⑤ GB/Z 28828-2012，信息安全技术公共及商用服务信息系统个人信息保护指南 [S].

补救措施等。① 2014 年 8 月 7 日，由国家互联网信息办公室发布的《即时通信工具公众信息服务发展管理暂行规定》第五条规定，即时通信工具服务提供者应当落实安全管理责任，建立健全各项制度，配备与服务规模相适应的专业人员，保护用户信息及公民个人隐私。② 人力资源与社会保障部 2018 年 12 月 14 日第三次修订的《就业服务与就业管理规定》第十三条则规定，用人单位应当对劳动者的个人资料予以保密。公开劳动者的个人资料信息和使用劳动者的技术、智力成果，须经劳动者本人书面同意。③

三、健康医疗领域的专门立法

卫生部④、国家中医药管理局在 2009 年曾印发《电子病历基本架构与数据标准（试行）》，对电子病历基本架构、临床文档数据组、临床文档模板及标准进行了统一的规范。⑤ 次年，卫生部印发的《电子病历系统功能规范（试行）》第十一条规定，患者隐私保护功能必需包括对电子病历设置保密等级的功能，对操作人员的权限实行分级管理，用户根据权限访问相应保密等级的电子病历资料；当医务人员因工作需要查看非直接相关患者的电子病历资料时，警示使用者要依照规定使用患者电子病历资料。同时建议提供对电子病历进行患者匿名化处理的功能，以便在必要情况下保护患者健康情况等隐私。⑥

2014 年 5 月 5 日，国家卫生和计划生育委员会⑦印发了《人口健康信息管理办法（试行）》，以规范人口健康信息的管理工作，促进人口健康信息的互联互通

---

① 电信和互联网用户个人信息保护规定 [EB/OL].[2021-03-23].http://www.gov.cn/gongbao/content/2013/cont ent_2473881.htm.

② 即时通信工具公众信息服务发展管理暂行规定 [EB/OL].[2021-03-23].http://www.cac.gov.cn/2014-08/07/c_ 1111983456.htm.

③ 就业服务与就业管理规定 [EB/OL].[2021-03-23].http://www.mohrss.gov.cn/gkml/zcfg/bmgz/201901/t20190103_ 308093.html.

④ 现为国家卫生健康委员会。

⑤ 卫生部、国家中医药管理局关于印发《电子病历基本架构与数据标准（试行）》的通知 [EB/OL].[2021-03-23]. http://www.nhc.gov.cn/bgt/s6718/200912/45414.shtml.

⑥ 卫生部关于印发《电子病历系统功能规范（试行）》的通知 [EB/OL].[2021-03-23]. http://www.nhc.gov.cn/zwgk/wtwj/201304/665d73b54c0541a0ba7c21de2e0df3a1.shtml.

⑦ 现为国家卫生健康委员会。

和共享利用，推动卫生计生事业科学发展，其中第六条规定了责任单位采集、利用、管理人口健康信息应当按照法律法规的规定，遵循医学伦理原则，保证信息安全，保护个人隐私。同时对于违反办法规定造成不良后果的情况；第二十一条和第二十二条指出主管部门和责任单位应建立通报制度和工作责任追究制度，情节严重的追究法律责任，构成犯罪的，依法追究刑事责任。[1]

2018 年 4 月，为促进和规范医院信息化建设，国家卫生健康委员会制定了《全国医院信息化建设标准与规范（试行）》，将生物信息认证、电子病历、智能化服务以及互联网技术应用到医疗服务中[2]。同月，国务院发布《关于促进"互联网＋医疗健康"发展的意见》，提出"健全基于互联网、大数据技术的分级诊疗信息系统，推动各级各类医院逐步实现电子健康档案、电子病历、检验检查结果的共享，推动大数据在不同等级医疗卫生机构间的授权访问和利用"。[3] 上述文件中，《人口健康信息管理办法（试行）》是在对公共医疗健康体制的伦理进行规范化并提出底线要求，而《全国医院信息化建设标准与规范（试行）》的内容更多的是大数据发展阶段符合医疗伦理、健康信息伦理的规范标准，《关于促进"互联网＋医疗健康"发展的意见》则是对健康信息领域发展的推动建议。三者都表明了我国对当前健康信息领域和相关规范体系建设的重视。《人口健康信息管理办法（试行）》中提及的违法犯罪追究责任的情况，也是建立在我国原有的法律体系上的违法行为，而新的发展背景下的其他违背健康信息伦理的行为是否构成违法，还较难界定，《全国医院信息化建设标准与规范（试行）》和《关于促进"互联网＋医疗健康"发展的意见》在行政管理的体系中是否能够推进，是否像《纽伦堡准则》一样只是一则纲领性的文献而不具有很强的约束力，是应当关注并观察的内容。

此外，在《医疗机构病历管理规定》《人类遗传资源采集、收集、买卖、出口、出境审批行政许可服务指南》《医疗事故处理条例》《执业医师法》《护士条例》《涉

① 关于印发《人口健康信息管理办法（试行）》的通知 [EB/OL]. [2021-03-23].http://www.cac.gov.cn/2014-08/20/c_1112064075.htm.
② 全国医院信息化建设标准与规范（试行）[EB/OL].[2021-03-23].http://www.nhc.gov.cn/ewebeditor/uploadfile/2018/04/20180413162542120.pdf.
③ 国务院办公厅关于促进"互联网＋医疗健康"发展的意见 [EB/OL].[2021-03-23].http://www.gov.cn/zhengce/content/2018-04/28/content_5286645.htm.

及人的生物医学研究伦理审查办法》等规范性法律文件及相关条文中，均有涉及个人健康医疗信息保护的相关条款。

四、机遇与挑战

开放医疗与健康联盟对比了中国和欧美国家在健康信息保护相关的政策与法律法规体系，在《如何保护个人健康医疗信息？》白皮书中指出，虽然当前国内健康信息相关产业的发展如雨后春笋，并且已经取得了一定的成绩。但是我国现有的法律法规却仍不足以应对随之产生的对个人信息的各种侵害。我国针对个人信息的法律规定体系的构建还面临诸多挑战。

（一）个人信息权定位急需明确[①]

至今为止尚无法律明确个人信息权是否系独立于隐私权、名誉权等现有权益之外的一项权利，法院判决中涉及侵犯个人信息的案例多将其归于隐私权或名誉权，单独承认（个人）信息权的案例十分有限。模糊的定位和不同的司法解读不利于个人信息的保护，尤其是对未被纳入个人信息范畴的其他个人信息的保护，这也导致个人权利被侵犯后难以得到足够的帮助。

（二）法律规定需体系化

我国对个人信息保护的规定分散在政策规划、法律法规、部门规章之中，在法律体系的构建上缺乏必要的协同和呼应，并未形成完整的体系。在一定程度上，呈现出"头痛医头，脚痛医脚"的局面，在缺少统一立法的情况下，部分行业领域完善了相关政策法规，但也存在着相当数量政策法规的空白领域。尽管《网络安全法》在一定程度上弥补了这样的空白，但对于线下个人信息的保护仍缺乏统一的规制。

（三）法律条款内容需细化

目前我国的诸多法律法规对个人信息保护的条款均采取"对……在工作中获取

---

① General Data Protection Regulation[EB/OL].[2021-03-21].https://gdpr-info.eu.

的个人信息应予以保密"的表述,均为原则性规定,需要进一步细化具体的操作规范,例如,针对在获取、处理个人信息过程中应采取何种安全措施、对信息主体负有何种具体义务等,均暂无相关规定。

(四)处罚力度尚有不足

《刑法》对侵犯公民个人信息罪规定了刑事处罚,包括拘役、有期徒刑和罚金;《网络安全法》是目前为止对侵犯个人信息的罚则规定得最明晰的法规,包括警告、没收违法所得、处违法所得一倍以上十倍以下罚款,没有违法所得的、处一百万元以下罚款,对直接负责的主管人员和其他直接责任人员处一万元以上十万元以下罚款;情节严重的,并可以责令暂停相关业务、停业整顿、关闭网站、吊销相关业务许可证或者吊销营业执照。我国在对违法行为的处罚力度还有待加强,以进一步提升违法犯罪行为的成本,形成法律和制度的威慑力。

第二节 国外健康信息政策与法规

基于商业传统、市场经济环境和规则理念培育的不同,在隐私权和个人信息保护上,欧盟和美国的做法存在着一定的差异,欧盟则更倾向于通过严厉而完备的立法来实现保护的目。而美国更强调商业机构的自律,并辅之以政府的执法。

一、欧盟

欧盟对个人健康信息的保护主要体现在个人数据和网络信息安全的保护和管制上,以提供宏观层面的保护制度与体系,包括 1995 年制定的《关于个人数据处理中个人权利保护及促进数据自由流通的指令》、2016 年通过的《一般数据保护条例》(General Data Protection Regulation,GDPR)、《网络与信息系统安全指令》(Directive on Security of Network and Information Systems,NIS)和《欧盟—美国隐私盾》(EU-U.S. Privacy Shield)等。

（一）《一般数据保护条例》[①]

1995年，欧洲议会通过的《关于个人数据处理中个人权利保护及促进数据自由流通的指令》（以下简称《指令》），划定了个人数据保护的最低标准，并且严格限制了个人数据的跨国流通。但《指令》的立法层级并不高，在实际执行的过程中，各成员国又根据本国国情制定了不同的数据保护标准和制度，这导致个人数据在欧盟内部不同国家的受保护水平并不一致。数据在流动的过程中效率变低，而且还加重了企业的负担。另一方面，随着信息技术的飞速发展，《指令》无法应对个人数据搜集和整理的众多新问题，数据保护的整体效果被弱化。为了解决这些问题，欧盟于2016年制定了《一般数据保护条例》（General Data Protection Regulation，GDPR），并于2018年5月25日开始实施。该条例直接适用于欧盟内部的每个成员国和个人、机构，更有利于成员国之间的数据流动和保护标准的统一。

GDPR将个人数据定义为，任何与已识别或可识别自然人相关的信息，包括能够直接或间接揭示自然人的种族、政治倾向、宗教信仰、个人健康等的数据，并明确基因数据和生物数据属于个人健康数据，需要加以保护。除非在特定例外条件下，包括数据主体的同意，或者数据主体已经将上述信息公开；为了建立、履行或者保护合法的诉求必须处理上述敏感信息；为了公共利益的需要，或者与公共利益相关的归档、科学、历史或者统计目的之外，不得对个人数据擅自处理。GDPR还规定成员国未来可以针对基因、生物识别以及健康数据的保护进行进一步规定。GDPR还规定了数据主体的权利：

1）删除权（被遗忘权）：用户有权请求机构或企业删除其个人数据的权利；

2）知情权：数据主体有权知道数据控制者的身份，以及数据被处理的过程等应被告知的内容；

3）访问权：数据控制者应向数据主体提供其数据的访问流程；

4）反对权：数据主体有权拒绝个人数据被利用；

5）限制处理权：数据主体有权限制数据的使用，要求数据控制者验证数据的准确性；

[①] General Data Protection Regulation[EB/OL].[2021-03-21].https://gdpr-info.eu.

6）数据可携带权：数据主体可以无障碍地将个人数据在不同信息服务提供商之间转移。

此外，GDPR 重点强调了对问责制度的促进，要求相关的机构证明自身对条例概念原则的遵守。其规定措施包括：建立使用活动记录文件；明确数据保护、隐私影响评估要求，包括评估处理操作和目的描述、与目的相关处理的必要性和比例、个人风险和应对风险的措施；数据泄露的通知责任，向相关监管机构报告某些类型的数据泄露的义务，在某些情况下向受影响的个人报告的义务；任命数据保护官员，其职责主要包括向组织及其员工告知他们应遵守 GDPR 的义务，监控和管理对 GDPR 的遵守情况，包括内部数据保护活动、数据保护影响评估、员工培训和内部审计；设立国家数据保护机构等。GDPR 提出了隐私设计和隐私默认的概念：数据控制者必须设计和实施保护数据的机制，以维护条例规定的标准；并确保默认情况下仅处理特定目的所需的个人数据。

（二）《网络与信息安全指令》[①]

信息技术的快速发展，使得网络在经济、医疗、能源、交通等人类生活的方方面面面越来越重要。但由于网络的开放性和匿名性，犯罪分子和恐怖分子的攻击、自然灾害的冲击或是偶发的程序错误，都可能会造成巨大的网络安全事故，严重影响人们的生活。为了防止此类事件的发生，2016 年 7 月，欧盟颁布了首部网络安全领域的规则《网络与信息安全指令》（The Directive on security of network and information systems，NIS）。

NIS 相当于欧盟层面的网络安全法，旨在于欧盟范围内实现统一高效的网络与信息系统安全保护，并加强成员国间合作与国际合作。NIS 要求成员国制定网络安全的国家战略，在规定时间内转化为国内法，加大对网络安全技术研发的支持和跨国网络犯罪的打击力度。此外，NIS 提出了两个极为重要的概念：关键服务运营商（Operators of Essential Services，OES）和数字服务提供商（Digital Service Providers，DSP）。

---

① The Directive on security of network and information systems (NIS Directive) [EB/OL]. [2015-03-16]. https://ec.europa.eu/digital-single-market/en/news/directive-security-network-and-information-systems-nis-directive.

NIS 对关键服务运营商的认定标准是：提供的服务对关键的社会或经济活动是必需的，服务的提供依赖于网络和信息系统，若出现安全事故将会对该等重要服务的提供造成破坏性影响，涉及能源、交通、银行、金融市场基础设施、健康产业（医疗设施，包括医院以及私人诊所）、水、数字基础设施等领域。NIS 划定的数字服务提供商范围是：在线交易场所、云计算机服务、搜索引擎。三者均需履行风险预防（采取与风险相对应的技术和组织措施）、安全确保（采取安全措施以确保网络与信息系统具备能够应对风险的安全度）、事故处理（采取安全措施以预防事故对服务提供所使用的信息技术系统产生的影响，并将该等影响最小化）和事故报告（向国家监管机关报告严重的网络安全事件、向相关部门报告较大的网络安全事件）的义务，数字服务提供商还需采取维护本公司系统和设备的安全性、持续经营管理、监管、审计、测试以及遵守国际标准等措施，以提升网络与信息系统安全。

除上述欧盟层面的一般立法外，各成员国会在此基础上，还制定关于个人信息保护或者个人健康医疗信息保护的国内专门法，以更好地实施并覆盖签署法规为涉及的特别领域。德国在 2015 年通过的《电子医疗法》，意在加快医疗保健行业数字化进程。由于电子医疗涉及病患敏感信息，该法案要求电子病历的医疗应用应按照参保人意愿开展，在法律允许的必要基本数据和医疗人员读取急救信息外，相关数据的提供、存储、修改和传递应由参保人自主或授权操作。另外，德国的《联邦个人数据保护法》和《社会法典第五卷》中也含有大量个人数据保护的规定。英国在脱离欧盟之前就表示，会保留个人数据保护方面立法的自主权。2012 年，英国通过了《医疗和社会保障法》（Health and Social Care Act），明确赋予英国国家医疗服务体系数字服务部（NHS Digital）权力，直接从全英国的家庭医生处收集其掌握的健康医疗数据，再由 NHS Digital 负责对外的数据开放利用。[①]

二、美国

随着现代信息技术的快速发展和医疗健康服务方式的更新迭代，美国逐步调

---

① OMAHA 白皮书第三期：如何保护个人健康医疗信息？[EB/OL].[2021-03-22]. http://www.omaha.org.cn/index.php?g=&m=article&a=index&id=35&cid=11.

整和完善了个人健康信息保护的政策与法规，最终形成了以《美国健康保险携带与责任法》（Health Insurance Portability and Accountability Act，HIPAA）为代表，包括一般法和专门法在内的法律法规体系，如表 11-1 所示。

表 11-1　美国个人健康医疗信息保护的主要相关法规体系

（根据《如何保护个人健康医疗信息？》[1] 修改）

一般法	隐私权法			
	公平信息实施规范			
专门法	美国健康保险携带与责任法	遗传信息无歧视法案	经济与临床健康信息技术法案	HIPAA/HITECH Act Omnibus Rule

（一）美国个人健康信息法规体系

1973 年，美国政府卫生、教育、福利数据系统咨询委员会制定了《公平信息实施规范》（Code of Fair Information Practice），由公开、知情、二次使用、纠错和安全等 5 项基本原则组成。[2] 1974 年，美国国会通过《隐私法》（The Privacy Act），并于 1979 年将其编入《美国法典》,成为保护公民隐私权和知情权的基本法律。《隐私法》确立了公平信息实践守则，该守则规范了联邦机构对个人信息的收集、维护、使用和传播。《隐私法》要求各机构通过在《联邦公报》中公布其个人信息记录系统，禁止披露未经个人书面同意的个人记录，除非该披露是根据十二项法定例外之一进行的。该法还为个人提供了获取和修改其记录的途径，并规定了各种机构保存记录要求。这平衡了公共利益与个人隐私权之间的矛盾，为后来的个人健康医疗信息隐私权保护奠定了基础。[3]

1996 年，美国国会颁布了《美国健康保险携带与责任法》（Health Insurance Portability and Accountability Act，HIPAA），其最初是为了通过保护患者健康信息以帮助患者在更换工作时可以不受歧视的获得连续的健康保险。随着健康信息的不断发展，2003 年 4 月，HIPAA 新增隐私规则（Privacy Rule）和安全规则（Security

---

① OMAHA 白皮书第三期：如何保护个人健康医疗信息？[EB/OL].[2021-03-23].http://www.omaha.org.cn/index.php?g=&m=article&a=index&id=35&cid=11.

② The Code of Fair Information Practices[EB/OL].[2021-03-22].https://epic.org/privacy/consumer/code_fair_info.html.

③ PRIVACY ACT OF 1974[EB/OL].[2021-03-22].https://www.justice.gov/opcl/privacy-act-1974.

Rule）作为补充条款。①

2008 年，《遗传信息无歧视法案》（Genetic Information Nondiscrimination Act，GINA）生效，目的在于保护个人不受基因信息带来的医疗保险或者受雇的歧视，确定了基因信息也是健康信息的组成部分，也是对 HIPAA 条款的补充。②

2009 年颁布的《经济与临床健康信息技术法案》（Health Information Technology for Economic and Clinical Health，HITECH）对 HIPAA 在隐私规则、安全规则和实施规则等部分做了修订，增加了新的保护条款，增加了详细规定以确保患者获得、支配和使用自身健康医疗信息的权利。③

2013 年 3 月，HIPAA Omnibus Rule 正式生效。相关商业伙伴（Business Associate，BA）成为 HIPAA 管辖范围内的法律实体，被要求与适用主体遵守相同的法律准则。Omnibus Rule 大大增强了法律对相关商业伙伴的监管力度，减轻了适用主体对于相关商业伙伴的监管负担。④

（二）HIPAA 的隐私和安全规则

HIPAA 自 1996 年颁布以来，经过了 20 余年的不断修订和完善，和它的系列补充法案一起构成了一套较为完备、详尽的健康信息领域的专门法，对美国个人健康信息权益和健康大数据的发展产生了巨大的影响。

HIPAA 对法案中涉及的健康信息的概念进行了详细的定义。其将受保护的健康信息（Protected Health Information，PHI）定义为包括由适用主体或其商业伙伴持有或传输的以口头、书面和电子等任何形式存在的可识别的个人健康信息（Individually Identifiable Health Information）。而可识别的个人健康信息则指的是个人的生理和心理健康状况、医疗护理状况及与医疗护理相关的支付信息，且包含法律规定的能够识别出个人身份的信息，包括姓名、住址、生日、车牌号、电话、邮

---

① Health Insurance Portability and Accountability Act of 1996 (HIPAA) [EB/OL].[2021-03-22]. https://www.cdc.gov/phlp/publications/topic/hipaa.html.
② The Genetic Information Nondiscrimination Act of 2008 [EB/OL].[2021-03-22].https://www.eeoc.gov/statutes/genetic-information-nondiscrimination-act-2008.
③ Health Information Technology for Economics and Clinical Health (HITECH) Act[EB/OL].[2021-03-22]. https://www.asha.org/Practice/reimbursement/hipaa/HITECH-Act.
④ What is the HIPAA Omnibus Rule? [EB/OL].[2021-03-22].https://www.accountablehq.com/post/the-hipaa-omnibus-rule.

件、社保号、照片、身份证号、指纹等生物信息、银行账户、病历号等 18 个大类。对于那些不能够识别出的个人健康信息和由适用主体和商业伙伴之外主体持有的健康信息，并不在保护范围之内。

HIPAA 主要约束的是三类实体的行为，分别是包括医生、诊所、医学检验机构和药店在内的医疗健康服务提供方（Health Care Provider），包括商业医疗保险公司、社会保险部门、健康管理机构（Health Management Organization，HMO）等在内的保险提供方（Health Plan）和对非标准化的医疗健康数据进行标准化处理的商业机构。

在隐私和安全规则方面，HIPAA 中的相关规定是美国个人健康信息保护的基础条例，适用于所有受 HIPAA 约束的适用主体和商业伙伴，美国法律赋予个人关于个人健康信息的隐私权内容较广，其范围大大超过了其他国家的相关规定。

HIPAA 隐私规则规定，除了为公共卫生控制、公众利益的使用以外，因任何非治疗、报销及医疗运营目的而使用和披露个人健康信息，都必须取得适用主体的书面授权。"最少必要"（minimum necessary）是隐私原则的核心，意即能不使用尽量不使用，能不披露尽量不披露。HIPAA 安全规则包括对 ePHI（electronic Protected Health Information）的管理保护、实体保护和技术保护三方面，适用主体和商业伙伴都必须按照安全规则规定进行。其安全措施分为必选措施和自选措施，为电子健康信息管理确定了具体安全措施。该法案的特点如下：

受管辖机构涵盖范围广：除非另有规定，适用范围包括：健康计划、健康保健信息处理机构，以及在业务中传输电子健康信息的卫生保健服务提供者。

隐私规则的规定内容丰富，体系性强：隐私规则具有一般性规定和总则性规定，简化了条文；定义部分的规定丰富、具体；受保护健康信息使用和公开具体标准分类多。

隐私规则具有可执行性：健康信息使用和公开实施规范较为详细；包含惩罚性条款的规定。

体现了平衡数据开放与数据保护矛盾的价值理念：将符合专家决定原则和避风港原则的可识别的个人健康信息，以及患者自主上传的数据等约束主体不持有的健康信息，列为不受保护的数据，可以合理的使用；最低必要标准及其实施规范规定；披露个人健康信息时必须供书面承诺书，并遵守隐私和安全规则。

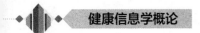

三、《欧盟—美国隐私盾协议》①

在个人数据的保护上，美国倾向于通过相关企业的自律配合政府执法，政策较为灵活；而欧盟则倾向于对个人数据的流动加以限制，因此立法较为严格。为了帮助跨国企业解决政策差异给经营过程带来的挑战，2000年，欧美签署了保障跨大西洋数据流动的《安全港协议》（Safe Harbor），并确定了安全港原则（International Safe Harbor Privacy Principles）。美国商务部借此建立了一个企业目录，遵守相关义务并加入目录的"安全港成员"，可以满足欧盟的相关政策要求，能够开展数据转移等工作。

但《安全港协议》也存在着一定的争议，如安全港成员企业可以不经个人授权转移数据、而未加入的企业无法在欧美之间开展数据转移。"棱镜门"事件更进一步加深了欧盟对《安全港协议》充分保护数据主权和数据市场可行性的顾虑②。2013年，奥地利律师Schrems控告Facebook非法追踪用户数据，欧盟法院最终于2015年10月判决《安全港协议》无效。为了解决后《安全港协议》时代的跨境数据流动问题，2016年7月，双方签订了一份新的协议《欧盟—美国隐私盾协议》（EU-US Privacy Shield）。

《欧盟—美国隐私盾协议》的内容主要包括增强数据主体权利、落实数据控制者的义务和权力约束三方面。在数据主题权利方面，详细规定了知情、选择、转移、安全、数据完整、访问、执行七大原则，并突出了数据主体个人数据保护的救济机制，可以向企业、本国数据保护机构投诉，或是求助于免费的替代性纠纷解决机制和隐私保护专家组。在数据控制者的义务方面，企业可以自主认证、自愿加入，而后必须公示其加入的承诺及相应的隐私政策。还需定期自查，并接受联邦贸易委员会、运输部等部门的调查与监督，若不合格，则会被撤销加入资格并需归还相关的数据。在对政府权力的约束方面，规定美国政府应避免大规模无差别的监控，美国国务院内还需设立一个独立于国家安全部门之外的专门负责处理来自欧盟公民就个人数据问题的投诉与问询的部门，并设立监督国家信息部门的数据访问的监察专员岗位，年度审查则需由美国国家信息部门专家及欧盟数据保护机构共同负责。

---

① PRIVACY SHIELD FRAMEWORK[EB/OL].[2021-03-21].https://www.privacyshield.gov/eu-us-framework.
② 单寅. 欧美达成《隐私盾》协议引发的博弈思考[N]. 人民邮电，2016-10-19(006).

后记

医疗对人的健康只起到部分的作用，其他由三个层面的因素决定：宏观因素（自然环境、社会环境等）、中观因素（生活条件、经费保障等）和微观因素（个人的行为、生活方式等）。在一定的环境中，由人的一系列行为组成的个人生活方式和习惯对健康水平的影响至关重要。《"健康中国2030"规划纲要》提出，为应对工业化、城镇化、人口老龄化以及疾病谱、生态环境、生活方式不断变化等带来的新挑战，需要加强健康教育、塑造自主自律的健康行为，从而提高全民身体素质。对公众健康信息素养和健康信息行为的研究亦成为新兴交叉研究领域，为推进健康中国建设，提高人民健康水平带来积极的作用。

健康信息学是一个新兴的研究领域，其内涵和外延的发展过程体现出时代的特点和交叉融合的特征。1959年，Ledley和Lusted在 Science 上发表了一篇里程碑式的论文，第一次全面讨论了基于数字计算机的医疗决策支持工作。医学信息学萌芽于此，主要是指应用计算机存储和检索病历、临床数据、医药信息以及有关文献等。随着研究的深入，一些学者提出医学（Medical）一词过于专注从临床医学的角度进行研究，忽略了这一领域内从健康和生命科学研究者角度出发的研究，因而出现了生物信息学（Bio Informatics）的提法。但是生物信息学与医学信息学的关系很难界定，越来越多的医学信息学学者参与了生物学领域的研究。20世纪末医学信息学一度被生物医学信息学（Biomedical Informatics）所取代。生物医学信息学是一门研究生物医学信息、数据和知识的存储、检索以及在解决问题和做出决策时积极作用的学科。近年来，健康信息学（Health Informatics，HI）这一概念逐步兴起：有学者认为它指的是生物医学信息学的狭义理解，即只考虑以个人和人群为研究对象（不考虑以分子细胞和器官系统为研究对象）；也有学者认为它对现有概念的内涵进行了扩展，因为无论是研究学者的背景、研究对象、服务对象都越来越多地关注公众的健康信息素养、健康信息行为、健康信息分析等。

健康信息学也受到越来越多的学者和学科的关注。特别是图书情报领域在信息搜集、组织、存储、分析和应用方面的优势借此焕发出新的生机，同时也需面对更多的挑战。

国外很多图书情报学院开设了健康信息学相关课程，开展相关教育和研究工作。在美国，肯塔基大学的图书馆与信息科学学院、密歇根大学安娜堡分校的信息学院、北得克萨斯大学的图书馆与信息科学学部、威斯康星大学麦迪逊分校的图书馆与信息科学学院、匹兹堡大学的信息科学学院、伊利诺伊大学厄本那—香槟分校的信息科学学院、北卡罗来纳大学教堂山分校的信息和图书馆学学院均开设了相关的课程，并提供相应的学位教育。在英国，伦敦大学学院、谢菲尔德大学、伦敦国王学院、伯明翰大学、布鲁内尔大学也开设了健康信息学相关课程，设置专门的健康信息学专业。我国学者也呼吁在图书情报学院需开展相关健康信息学教育，开启图书馆尤其是公共图书馆健康信息服务的新篇章。

本人于 2014 年在北京大学开设了"健康信息学概论"的课程。由于合适的中文教材和参考书较为匮乏。主要以讲义为主，并结合相关参考书和文献。曾经使用的英文参考书有：

（1）Edward H. Shortliffe, James J. Cimino, Biomedical Informatics: Computer Applications in Health Care and Biomedicine (3rd edition), Springer, 2012.

（2）Robert E Hoyt, Nora Bailey, Ann Yoshihashi. Health Informatics: Practical Guide for Healthcare and Information Technology Professionals (5th edition), lulu.com, 2012.

（3）Scott, P., De Keizer, N., Georgiou, A. Applied Interdisciplinary Theory in Health Informatics: A Knowledge Base for Practitioners, IOS Press, 2019.

为进一步细化本书的大纲，邀请了美国克莱姆森大学行为、社会和健康学院（College of Behavioral, Social and Health Sciences, Clemson University）的景霞教授，北京大学医学部的李毅教授共同商讨。2018 年夏，我们先后经过多轮的线上讨论、商榷和修订，最终确定并细化了本书的大纲，以期从更加系统化而非主题罗列的方式来呈现本书的内容，并增加了健康信息相关理论和方法的章节，为感兴趣的读者提供更加理论化的视角。经过两年多的撰写、反复修订，本书最终完成。熊璐瑶参与了第一章至第三章的编写；柳紫琪参与了第三章的编写；李嘉佳参与了第四章的编写；景霞负责第五章至第七章的撰写；唐星龙参与了第八章和第九章的编写；柴腾参与了第十章和第十一章的编写。

本书稿编写期间，得到了诸多同人的指导，朝华出版社的编辑老师对书稿后期编辑提出了诸多建议，在此一并致谢。

李世娟

2021 年 6 月于燕园